Walter Rathgeber
Gerda Plattner

Shiitake
Strategie gegen Krebs

Reihe „Orthomolekularmedizin“

Band I

pgi-Verlag

Walter Rathgeber
Gerda Plattner

Shiitake
Strategie gegen Krebs

Die neue modifizierte Formula zur Tumortherapie mit dem Shiitake-Pilz und anderen antitumoraktiven Naturstoffen

pgi Verlag • München

Über die Autoren:
Dr. phil. Walter Rathgeber,
Facharzt für Allgemeinmedizin und Soziologe in München, Fachbuchautor, ehemal. Lehrbeauftragter für Medizinsoziologie an der Fakultät für Theoretische Medizin der Universität Heidelberg und an der Medizinischen Fakultät der Universität München, Ärztlicher Leiter des Privaten Gesundheitsinstitutes für Anti-Aging, Antioxidantien und orthomolekulare Nahrungsergänzung GmbH, D-81241 München

Dipl.-Psych. Gerda Plattner,
praktische Ärztin / Psychotherapie, Wissenschaftliche Tätigkeit am Privaten Gesundheitsinstitut für Anti-Aging, Antioxidantien und orthomolekulare Nahrungsergänzung GmbH, Fachbuchautorin, D - 81241 München

Wissenschaftlicher Stand und Redaktionsschluß: 1. Sept. 1999

Druck: Universitätsdruckerei
Dr. Wolf & Sohn, München

ISBN 3-934585-01-9

Wichtiger Hinweis:

Dieses Buch soll den medizinisch interessierten Laien und betroffenen Patienten über naturwissenschaftliche und medizinische Sachverhalte informieren. Es soll den Leser dazu befähigen, sich kritisch mit den angebotenen Leistungen des Medizinbetriebes auseinanderzusetzen und seine Symptomaufmerksamkeit in Hinblick auf den eigenen Körper zu schulen. Dieses Buch kann und darf deshalb die Konsultation eines Arztes nicht ersetzen; die in diesem Buch enthaltenen Informationen sollen die Kommunikation zwischen Arzt und aufgeklärtem Patient verbessern und zu einer Optimierung ärztlicher Diagnostik und Therapie im Interesse des mündigen Patienten führen. Medizin als Wissenschaft und praktische Anwendung wissenschaftlicher Erkenntnisse ist einer ständigen Änderung unterworfen. Autoren, Herausgeber und Verlag haben größte Sorgfalt darauf verwendet, daß dieses Buch in allgemeinverständlicher Weise den derzeitigen Wissensstand vermittelt. Subjektive Einschätzungen aufgrund der individuellen ärztlichen Erfahrungen der Autoren und Herausgeber lassen sich jedoch nicht vermeiden. Soweit diagnostische und therapeutische Methoden und Arzneimittel in diesem Buch erwähnt werden, erheben Autoren, Herausgeber und Verlag keinen Anspruch darauf, umfassend alle Indikationen, Komplikationen, Risiken und Kontraindikationen sowie Nebenwirkungen dargestellt zu haben. Vor der Einnahme von in diesem Werk genannten Arzneimitteln, auch wenn diese frei verkäuflich sein sollten, ohne ärztliche Verordnung wird nachdrücklich gewarnt. Geschützte Warennamen (Warenzeichen, Marken) werden nicht besonders kenntlich gemacht. Aus dem Fehlen eines solchen Hinweises kann also nicht geschlossen werden, das es sich um einen freien Warennamen handele.

Inhaltsverzeichnis

Vorwort:

Shiitake – Strategie für ein neues Therapiekonzept

In dem vorliegenden Buche stellen wir ein neues Therapiekonzept für die Krebsbehandlung mit antitumoraktiven Naturstoffen vor. Vorweg sei bereits versichert, daß in diesem Buche nicht eine einzige „Zukunftsvision" angepriesen wird, sondern ausnahmslos bereits heute – „hic et nunc" – durchführbare und in unserer praktischen Tätigkeit bei der ärztlichen Krebsbehandlung auch bewährte Behandlungsmethoden besprochen werden. Wir möchten dies aus dem Grunde betonen, weil es in den Medien ständig visionäre Berichte über zukünftige Behandlungsmethoden gibt, welche sich bei näherer Überprüfung lediglich als theoretische Forschungsvorhaben ohne jede Praktikabilität entpuppen.

Mit immunmodulatorischen und antitumoraktiven Naturstoffen haben sich im Rahmen der Forschungsrichtung "Pharmazeutische Biologie" seit vielen Jahren etliche Universitätsinstitute in Japan, in den USA und in Deutschland intensiv und äußerst erfolgreich beschäftigt. Die etablierte sog. Schulmedizin in Deutschland hat diese neuen wissenschaftlichen Erkenntnisse freilich kaum wahrnehmen, geschweige denn in die Praxis umsetzen wollen. In den meisten Tumorkliniken in Deutschland werden z.B. die Patienten, die eine Bestrahlungstherapie oder eine Chemotherapie erhalten, immer noch nicht mit hochdosierten Antioxidantien vor den Nebenwirkungen dieser aggressiven Behandlungsmethoden geschützt.

Das vorliegende Buch beschäftigt sich mit all denjenigen relevanten wissenschaftlichen Forschungsergebnissen zur Behandlung von Bösartigen Tumoren mit antitumoraktiven Naturstoffen in Pflanzen und Pilzen, mit Antioxidantien, Sekundären Pflanzenstoffen und immunmodulierenden Fettsäuren, die sich in unserer langjährigen Praxis bei der Krebsbehandlung bewährt haben. In die Bewertung der wissenschaftlichen Ergebnisse gehen zwangsläufig und unvermeidlich unsere subjektiven Erfahrungen bei der praktischen Anwendung ein.

Wir hoffen, daß uns in diesem Buch eine brauchbare Synthese zwischen theoretischer Forschung und subjektiv verarbeiteter praktischer Erfahrung gelungen ist.

Auf der Basis der heute bereits am krebskranken Menschen anwendbaren Forschungsergebnisse zur Therapie mit antitumoraktiven Naturstoffen können solche antitumoraktiven Naturstoffe folgende nützliche Eigenschaften haben:

Manche Naturstoffe sind antitumoraktiv, weil sie aufgrund ihrer **Radikalfängereigenschaft** bzw. antioxidativen Potenz die Zellen des Körpers, insbesondere die Zellen des Immunabwehrapparates, vor schädigenden Angriffen Freier Radikale, Pro-Oxidantien und Carcinogenen schützen. Dies gilt auch für den Schutz des Organismus vor Schädigungen durch Chemotherapie und Strahlentherapie. Ein Beispiel für diese Gruppe von Naturstoffen sind die Carotinoide oder bestimmte Schwefelverbindungen.

Manche Naturstoffe sind antitumoraktiv, weil sie die **Immunabwehr** gegen Krebszellen stimulieren, also die Lymphocyten, Freßzellen und nukleären Killerzellen aktivieren, welche entweder tumortoxische Abwehreiweiße (Immunglobuline) produzieren oder aber die Tumorzellen direkt angreifen und „auffressen" – wir sprechen dann von "Phagocytose". Ein Beispiel hierfür ist das Polysaccharid "Lentinan" im Shiitake-Pilz.

Manche Naturstoffe sind antitumoraktiv, weil sie **direkt toxisch auf die Tumorzelle wirken**, also den Tumor direkt "vergiften", ohne jedoch – jedenfalls in einer optimalen Dosierung – toxisch auf die gesunden Körperzellen zu wirken. Beispiele hierfür sind etwa das Taxan aus der pazifischen Eibe, Terpene im Shiitake-Pilz, in den Schalen von Citrusfrüchten und im Olivenöl aus traditioneller Produktion.

Manche Naturstoffe sind antitumoraktiv, weil sie durch einen raffinierten Trick die Hormonrezeptoren der Tumorzellen, also gleichsam die "Schlüssellöcher" für den Schlüsselreiz zum Wachstum, den die körpereigenen Hormone darstellen können, besetzen. Diese Naturstoffe wirken gleichsam als contrasexuelle Hormontherapie. Ein Beispiel hierfür sind die **Phytöstrogene**, wie sie in Hülsenfrüchten enthalten sind.

Manche Naturstoffe sind antitumoraktiv, weil sie den "programmierten Zelltod" von Krebszellen einleiten – die sog. **Apoptose**. Gesunde Zellen sterben nach einem genauen Plan den "programmierten Zelltod", wenn dies erforderlich ist – sie "fallen wie Blätter vom Baum", wie der Begriff "Apoptose" zu verstehen ist: Die abgestorbenen Blätter fallen ab, der Baum als solcher überlebt. Krebszellen haben dieses allen gesunden Zellen genetisch mitgegebene "Zelltod-Programm" abgeschaltet – Krebszellen sind nahezu unsterblich. Bestimmte Naturstoffe sind in der Lage, den Mechanismus des programmierten Zelltodes, der Apoptose, wieder einzuschalten, so daß die Krebszelle gleichsam "zum Selbstmord" getrieben wird, indem sie ihr Selbstzerstörungsprogramm einschaltet.

Manche Naturstoffe sind antitumoraktiv, weil sie das Wachstum von Blutgefäßen, welche den Tumor mit Nährstoffen und Sauerstoff versorgen, hemmen. Wir sprechen in diesem Falle von Hemmern oder Inhibitoren der Angiogenese, der Gefäßneubildung, oder von "Angiostatinen". Alle festen, soliden Krebsgeschwulste haben die Fähigkeit, sog. angiogenetische Proteine und Wachstumfaktoren herzustellen, welche den Befehl zum Einsprossen von ernährenden Blutgefäßen in den Tumor geben. Der Tumor läßt sich also sozusagen auf ähnliche Weise mit Blut versorgen, wie die Leibesfrucht von der Placenta. Die als "**Angiogenese-Inhibitoren**" oder "Angiostatine" bezeichneten Naturstoffe hemmen das Wachstum der Blutgefäße, die der Tumor dringend benötigt, und hungern den Tumor aus. Beispiel hierfür ist das Genistein in der Hauhechelwurzel, aus welcher ein antitumoraktiver Tee aufgegossen werden kann.

Diese Naturstoffe sind in Pflanzen und Pilzen enthalten. Oft genügt es, Pflanzen mit solchen Pflanzeninhaltsstoffen in großer Menge zu verzehren – schonende Zubereitung ohne Zerstörung der Pflanzeninhaltsstoffe vorausgesetzt. In anderen Fällen ist die Zufuhr bzw. Resorption der heilenden Pflanzeninhaltsstoffe durch Verzehr der Pflanze und anschließende Verdauung nicht möglich – dann müssen diese Substanzen entweder als konzentrierter Extrakt aus der Pflanze oral eingenommen oder als Injektion bzw. Infusion dem krebskranken Organismus zugeführt werden. Wir haben dieses orthomolekularmedizinische Behandlungskonzept zu "**unserer Formula**" hinzugefügt.

Dieses Buch wendet sich an alle Menschen, die an einem Bösartigen Tumor erkrankt waren oder sind, die ein Rezidiv des Primärtumors oder das Auftreten von Metastasen befürchten müssen oder bereits an Rezidiven oder Metastasierungen leiden. Hilfreiche Ratschläge werden auch diejenigen finden, welche zwar nicht an einer Krebserkrankung leiden, jedoch einem nachweislich erhöhten Krebsrisiko ausgesetzt sind und aus diesem Grunde eine Krebsprävention mit Naturstoffen betreiben wollen. Der mündige und bestens informierte Patient wird als Betroffener auf der Basis seines freien Willens letztendlich entscheiden müssen, welche therapeutischen Wege er unter der Aufsicht seines Therapeuten beschreiten will. Eine Selbstbehandlung ist freilich nicht möglich; vor Selbstbehandlung ohne kompetente ärztliche Kontrolle wird ausdrücklich gewarnt.

Einleitung:

Wie Sie dieses Buch nutzen können

Wenn Sie als Angehörige oder Angehöriger eines Menschen, der eine bösartige Erkrankung überstanden hat oder noch an ihr leidet, zu dessen Heilung oder Linderung beitragen wollen, indem Sie z.B. Speisen zubereiten oder Therapiepläne diskutieren, oder wenn Sie selbst von der Erkrankung betroffen sind, sollten Sie zunächst über die jeweilige Krebserkrankung genauestens informiert sein. Sie sollten sich dann durch die Lektüre der betreffenden Abschnitte dieses Buches über Freie Radikale, Pro-Oxidantien und Carcinogene informieren, also über Schädigungspotentiale, welche zur Krebserkrankung führen können. Anschließend sollten Sie Kenntnisse über die Möglichkeiten zur Abwehr von Freien Radikalen und Carcinogenen erarbeiten. Sie sollten auch über die Wirkungsweise von Antioxidantien und Radikalfängern Bescheid wissen. Wenn Sie also über Schädigungspotentiale einerseits und Schutzmechanismen andererseits ein Basiswissen erworben haben, sollten Sie dann die Kapitel zum Shiitake-Pilz und seinem Hauptwirkstoff Lentinan, zu den Sekundären Pflanzenstoffen (SPS) und zu den mehrfach ungesättigten Fettsäuren studieren. Inhaltliche Überschneidungen zwischen den Kapiteln wurden im Interesse derjenigen Leser erforderlich, die lediglich ausgewählte Abschnitte hinsichtlich ihrer eigenen Erkrankung gezielt nachlesen wollen.

Ziel des Studiums der hier vorgestellten Strategien zur Bekämpfung von Bösartigen Tumoren mit Naturstoffen ist *erstens* die Befähigung, mit hoher Sicherheit krebserregende Ernährungsweisen, Zubereitungsweisen und Lebensmittel zu erkennen und zu vermeiden. *Zweitens* soll die Befähigung erworben werden, aufgrund der Kenntisse über anti-tumoraktive Naturstoffe in Pflanzen solche heilenden Pflanzen entweder als Lebensmittel unter Erhaltung der Wirkstoffe zuzubereiten, oder aber als Nahrungsergänzung bzw. auch als Arzneimittel unter kompetenter ärztlicher Supervision auszuwählen und einzunehmen.

Für den herkömmlichen Medizinbetrieb stellt die Ernährung von Menschen, welche an einem Bösartigen Tumor leiden oder gelitten haben, besonderen individuellen Risiken für die Entstehung bösartiger Prozesse oder den Risiken einer Chemotherapie (Cytostase) oder Strahlentherapie ausgesetzt sind, mit anti-tumoraktiven Naturstoffen und antioxidativen Schutzstoffen in Lebensmitteln eine Innovation dar. Ein Großteil der Funktionsträger des herkömmlichen Medizinbetriebes verfügt nicht über die erforderlichen Kenntnisse. Aus naturwissenschaftlicher Sicht erscheint es z.B. geradezu grotesk, daß Menschen, denen im Rahmen einer Strahlentherapie eine immense Belastung ihres Körpers mit ionisierenden Strahlen und Radikalbildnern zugemutet wird, von den Ärzten nicht grundsätzlich durch die hochdosierte Gabe von Antioxidantien geschützt werden. Das Verhalten vieler Funktionsträger des Medizinbetriebes ist oftmals von Vorurteilen und Unwissenheit geprägt. Es wird somit oftmals nicht einfach sein, kompetente ärztliche Beratung auf dem Gebiete der Therapie mit anti-tumoraktiven Naturstoffen zu finden. Trotzdem sollte die Therapie mit anti-tumoraktiven Naturstoffen in Pflanzen stets unter kompetenter ärztlicher Kontrolle durchgeführt werden. Oft wird es genügen, wenn der ortsansässige Klinikarzt oder Hausarzt sich auf Wunsch des Patienten von einem kompetenten Spezialarzt für anti-tumoraktive Naturstoffe beraten läßt. Dieses Buch soll somit Betroffene und Angehörige dazu befähigen, die Weichen für eine Therapie mit anti-tumoraktiven Naturstoffen, Antioxidantien, Sekundären Pflanzenstoffen und langkettigen Fettsäuren selbst zu stellen und die Kommunikation zwischen den Ärzten verschiedener Ausrichtung und Denkschulen zum Wohle des Kranken zu verbessern.

1.Kapitel:

Shiitake — der Speisepilz gegen Krebs

Es ist allgemein bekannt, daß *Pilze* entweder wild wachsende oder auch kultivierbare Fruchtkörper von typischem „pilzartigen" Aussehen (Stiel und Hut) sind, welche unter kulinarischem Aspekt in „Speisepilze", „Giftpilze" und „ungenießbare Pilze" eingeteilt werden können. Allgemein bekannt ist auch, daß das *Penicillin*, das erste Antibiotikum in der Geschichte der Arzneiwissenschaft - also ein Gift zur Abtötung von Bakterien - , das Produkt eines Schimmelpilzes (Penicillium notatum) ist. Aus diesen schlichten Tatsachen läßt sich die naheliegende Vermutung ableiten, daß Pilze offenbar natürliche Produktionsstätten für eine Vielzahl von biochemischen Substanzen darstellen. Diese von Pilzen produzierten biochemischen Substanzen - nennen wir sie *„Pilzinhaltsstoffe"* - können beispielsweise bereits für die normalen Zellen des menschlichen Organismus ein tödliches Gift sein - freilich abhängig von der Dosis, die dem Körper zugeführt wird; ein gutes Beispiel hierfür ist der Knollenblätterpilz. Diese „Pilzsubstanzen" können andererseits - wiederum abhängig von der Dosis - beispielsweise ein tödliches Gift für Bakterien als Krankheitserreger sein, ohne die Zellen des menschlichen Körpers zu schädigen.

Bedenkt man die Vielfalt der von Pilzen produzierten Substanzen, erscheint es plausibel, daß es auch solche von Pilzen produzierte Substanzen gibt, welche - analog dem bekannten Penicillin - die normalen Zellen des menschlichen Körpers nicht im geringsten schädigen, jedoch für *Krebszellen* entweder direkt giftig sind oder erfolgreich die körpereigene Immunabwehr gegen Krebszellen aktivieren, also die Krebszellen indirekt schädigen. Zu diesen tumortoxischen Pilzen, also Pilzen mit *„Anti-Tumor-Wirkung"*, gehören einige fernöstliche Speisepilze, die unter den japanischen Namen *Semitake*, *Mannentake* bzw. *Reishi*, und *Shiitake* bekannt sind. Letzterer Pilz, der *Shiitake*, ist in den letzten Jahren in Mitteleuropa als kultivierbarer, delikater Speisepilz bekannt und handelsüblich geworden; sein botanischer Name ist *Lentinus edodes*. Mittlerweile sind Shiitake-Pilze nahezu in jedem Gemüsemarkt käuflich zu erwerben. Es gibt geschmackliche Unterschiede, je nachdem, auf welchen abgestorbenen Stämmen (z.B. Roteiche, Kastanie), Holzscheiten oder lebenden Baumstümpfen die Shiitake-Pilze wachsen. Die auf Sägemehl kultivierten Shiitake-Pilze sind weniger geschmacksintensiv und von weicherer Konsistenz. Nach japanischer Tradition gibt es zwei Hauptgruppen von Shiitake, nämlich den dickfleischigen "Donko" und den dünnfleischigen "Koshim".

Die Erforschung der Wirkstoffe des Shiitake-Pilzes in Japan und in Deutschland: In Deutschland hat sich vor allem eine Forschergruppe um Prof. Dr.rer.nat. Manfred RIMPLER vom Institut für Medizinische Chemie der Medizinischen Hochschule Hannover mit den antitumoraktiven Substanzen in fernöstlichen Speisepilzen beschäftigt. Umfangreiche Berichte über Forschungsergebnisse zum **Lentinan**, einen der antitumoraktiven Inhaltsstoffe des Shiitake-Pilzes, liegen in "Hagers Handbuch" vor, desweiteren in dem von Prof. Hildebert WAGNER, Institut für Pharmazeutische Biologie der Universität München, herausgegebenen Sammelband zu immunmodulatorischen Substanzen in Pflanzen. Die wissenschaftlichen Untersuchungen dieser Forschergruppen haben ergeben, daß für die Antitumorwirkung fernöstlicher Speisepilze, wie des Shiitake und des Reishi, bestimmte Kohlenhydrate, nämlich hochmolekulare, polymere Zuckerverbindungen (Polysaccharide), verantwortlich sind. Die tumortoxische Wirkung dieser Zuckerverbindungen ist an komplexe dreidimensionale Molekülstrukturen mit zahlreichen Verzweigungen gebunden. Prof. RIMPLER bezeichnet diese Familie der tumortoxischen Zuckerverbindungen als „Proteoglucane" bzw. hochmolekulare beta-D-Glukopyranane mit einem Molekulargewicht von 500.000 bis 2 Millionen (Manfred RIMPLER, Michael PÖLZL et al.: Antitumoraktive Substanzen in Pilzen, 1996). Solche Substanzgruppen seien hiernach besonders in den botanischen Pilzfamilien „Tricholomataceae" und „Polyporaceae" nachzuweisen. Die biochemische Identifizierung der in den Pilzen enthaltenen „Krebskiller" ist eine bahnbrechende Neuheit. Obwohl z.B. die heilende Wirkung des Reishi-Pilzes (Mannentake) bereits in chinesischen Büchern ab 500 n.Chr. und diejenige des Shiitake-Pilzes in China bereits vor über drei Jahrhunderten in Büchern der Ming-Dynastie beschrieben worden sei (so Prof. RIMPLER et al.), sei erst 1968 in Japan erstmals berichtet worden, daß „ein heißer wäßriger Extrakt aus eßbaren Pilzen der Klasse Polyporaceae eine Wirkung gegen Krebs“ besitzt (Prof. RIMPLER, Michael PÖLZL, 1996 und 1997). Erst in den letzten Jahren beschäftigten sich dann die Wissenschaftler mit der biochemischen Analyse der tumortoxischen Pilzinhaltsstoffe. So viel steht nach Prof. RIMPLER heute schon fest: Die „meisten Pilze mit einer Wirkung gegen Magen-, Speiseröhren-, Hoden- oder Lungenkrebs“ gehören „zur Familie der Polyporaceac“(Prof. RIMPLER, 1996).

Die Ergebnisse bei Bösartigen Tumoren im Tierversuch: Nach Prof. RIMPLER wurde bereits 1968 eindeutig festgestellt, daß „ein mit heißem Wasser aus den Fruchtkörpern einiger eßbarer Pilze der Familien Polyporaceae beziehungsweise Phelinusceae gewonnener Extrakt“ im Tierversuch „eine erkennbare Antitumoraktivität“ bei **Sarkomen** (Bösartigen Tumoren) der Maus zeigte. Hiernach hatte ein Extrakt aus dem *Shiitake-Pilz* (*Lentinus edodes*) eine Wachstumsverminderung von ca. 80,7 % beim Sarkom der Maus zur Folge (nach Prof. RIMPLER).

Die Ergebnisse der klinischen Anwendung beim Menschen: Aus dem *Shiitake-Pilz* (*Lentinus edodes*) wurde in der Folgezeit eine Substanz isoliert, welche chemisch als ein komplexes beta-D-Glukan identifiziert wurde und die Bezeichnung „**Lentinan**“ erhielt. Nach Prof. RIMPLER zeigte diese Substanz bei klinischen Untersuchungen bei Patienten mit **Hirntumoren** einen Behandlungserfolg („klinische Remission“) von 70 %, bei **Chorionepitheliomen** 70%, bei **Osteosarkomen** 50 %, und bei **Lymphosarkomen** 50 %. Dieses Glukan wurde in der Folgezeit bei Patientinnen und Patienten mit Mamma-Carcinom, Ventrikel-Carcinom, Lebercarcinom und Lungen-Carcinom geprüft. Für 5 - 6 Monate wurden bei diesen Studien 0,15 - 0,2 g Glukan täglich zur oralen Einnahme verordnet. Die besten Ergebnisse zeigten sich bei **Brustkrebs** und bei **Hirntumoren**.
Auch im *Mannentake-Pilz (Reishi, Ganoderma lucidum)* und im *Kawariharatake* (*Agaricus blazei*) wurden wirkungsvolle tumortoxische

Zuckerverbindungen von sehr hohem Molekulargewicht mit verzweigten Ketten und Gelbildung gefunden. Der *Enokitake* (*Flammulina velutipes*) enthält ein Peptidglykan, das die Bezeichnung EA6 erhielt, mit „starker antikanzerogener Wirkung" bei oraler oder intraperitonealer Anwendung (Anwendung über die Bauchhöhle) gegen Sarkome, bei oraler Anwendung gegen Lungenkrebs und Melanome (nach Prof. RIMPLER).

Lentinan, der antitumoraktive Wirkstoff des Shiitake-Pilzes (botan.: Lentinus edodes) kann mittlerweile in pharmakologischer, biologischer und medizinischer Hinsicht als gut untersuchte Substanz bezeichnet werden. Prof. Hildebert WAGNER et al. (Institut für Pharmazeutische Biologie der Universität München) fassen die Ergebnisse der Lentinan-Forschung in der Einleitung zu dem von H.WAGNER herausgegebenen Sammelband "Immunomodulatory Agents from Plants" wie folgt zusammen: "Among the pure constituents isolated from plants or other sources, for which an immunostimulatory activity has been claimed, the glucan Lentinan from *Lentinus edodes* is used in Japan in combination with mitomycin and 5-fluoruracil for i.v. therapie of various cancer species" (op. cit., S. 3).

Die Nährstoffe und die arzneilich wirksamen Substanzen im Shiitake-Pilz (nach Prof. RIMPLER): Etwa 90 % des eßbaren Anteiles des rohen Shiitake-Pilzes sind Wasser. Die Trockenmasse des Pilzes besteht zu 59,2 % aus Kohlenhydraten, zu 22,7 % aus Proteinen, zu 10 % aus Fasern (Ballaststoffen) und zu 3,2 % aus Lipiden. Hinsichtlich der Vitamine ist an erster Stelle das Provitamin D2 (Ergosterol) zu nennen, desweiteren die Vitamine B1, B2 und Niacin. Shiitake-Pilze enthalten 1 - 5 % wasserlösliche Polysaccharide in der Trockenmasse, sowie alpha-D-Glukane und beta-D-Glukane, zu denen das tumortoxische *Lentinan* gehört. Shiitake-Pilze enthalten schließlich noch unverdauliche Ballaststoffe, Nukleinsäuren (Nukleotide), organische Säuren und als aromabildende Komponenten Alkohole, Sulfide und Fettsäuren. Die im Shiitake-Pilz enthaltenen Nukleinsäuren sind besonders erwähnenswert: „In einem wäßrigen Extrakt der Shiitake-Sporen" sind nach Prof.

RIMPLER Nukleinsäuren (RNA), welche bei der Maus gegen die Mäuse-Influenza-Infektion wirksam sind. Eine „*Lentemin*“ genannte Substanz wirkt gegen das Tabakmosaikvirus, und ein anderes Glykoprotein aus dem Shiitake-Myzel sogar gegen das AIDS-Virus. Die niedermolekularen Nukleinsäuren im Shiitake-Pilz haben desweiteren einen gerinnungshemmenden Effekt, verbessern also die Fließeigenschaften des Blutes und beugen Thrombosen vor. Die im Shiitake-Pilz enthaltenen Ballaststoffe sind in der Lage, Carcinogene in der Nahrung zu absorbieren, so daß die Carcinogene unverdaut mit dem Stuhl ausgeschieden werden. Schließlich ist im Shiitake-Pilz noch ein Antibiotikum enthalten, nämlich das antibakterielle Lentinamycin.

Wie kann die tumortoxische Wirkung des Shiitake-Pilzes zur natürlichen Heilung bei Krebserkrankungen genutzt werden?

Der **Shiitake-Pilz**, der **Reishi-Pilz** und andere fernöstliche Speisepilze enthalten offenbar bestimmte Kohlenhydratverbindungen mit nachweislich tumortoxischer Wirkung, d.h. die in diesen Pilzen enthaltenen Substanzen sind in der Lage, sowohl im Tierversuch, im Laborversuch mit Zellkulturen als auch beim Menschen Tumorzellen mit hoher Wahrscheinlichkeit abzutöten, ohne daß der am Tumor erkrankte Organismus mitgeschädigt wird. Eine klar definierte Substanz ist das Lentinan im Shiitake-Pilz (Lentinus edodes). Da der Shiitake-Pilz mittlerweile auch in Deutschland ein handelsüblicher und zudem schmackhafter Speisepilz ist, bietet sich die Verwendung dieses Pilzes mit seinen antitumoraktiven Inhaltsstoffen im Rahmen einer **„Anti-Krebs-Diät“** bzw. einer “**Krebs-Killer-Nahrung**” an.

Aus *biochemischer* Sicht sollen die im Rahmen einer derartigen Anti-Krebs-Diät verzehrten Shiitake-Pilze in einer schonenden Art und Weise zubereitet werden, so daß folgende vier Anforderungen erfüllt werden: 1) Die Art der Zubereitung darf die tumortoxischen Inhaltsstoffe nicht zerstören oder sonstwie inaktivieren, 2) Die Art der Zubereitung soll die Aufnahme der offenbar wasserlöslichen tumortoxischen Pilzinhaltsstoffe durch die Darmschleimhaut hindurch, also die Resorption, möglichst vollständig garantieren, 3) Bei der Zubereitung der Shiitake-Pilze dürfen keine krebserregenden oder pro-oxidativen Giftstoffe neu entstehen - etwa durch zu starkes Erhitzen; Verschwelungs- und Verkohlungsprozesse - wie sie z.B. beim Grillen auftreten - müssen vermieden werden; 4) Es dürfen auch keine Zutaten mit krebserregenden Inhaltsstoffen (z.B. Nitritpökelsalz, Rauch) verwendet werden.

Aus *medizinischer* und *ernährungsphysiologischer* bzw. *orthomolekularmedizinischer* Sicht soll bei den **Rezepten für die Verwendung des Shiitake-Pilzes im Rahmen einer Krebs-Killer-Diät** der Shiitake-Pilz mit anderen *anti-carcinogenetischen*, d.h. die Entstehung von Krebszellen hemmenden, *tumortoxischen*, d.h. bereits entstandene Krebszellen abtötenden, und antioxidativen Lebensmitteln kombiniert werden. Solche **Lebensmittel mit Anti-Tumor-Wirkungen** („antitumoraktive Lebensmittel") sind z.B. einerseits bestimmte **anticarcinogenetische Speiseöle**, andererseits bestimmte Gemüsesorten, Früchte und Gewürze, welche sog. **Sekundäre Pflanzenstoffe** (SPS) bzw. **Bioaktive Substanzen** (amerikan.: „Phytochemicals"), **Antioxidantien** und **ätherische** oder **fette Öle** mit Anti-Tumor-Wirkungen enthalten. Zu den *anti-carcinogenetischen Speiseölen* gehören das kaltgepreßte, nicht-raffinierte *Olivenöl aus traditioneller Herstellung*, welches nicht nur die protektiven, einfach ungesättigten Fettsäuren (MUFAs), sondern auch tumortoxische Terpene bzw. Iridoide (z.B. Oleuropein) enthält, sowie das *Leinöl*, das *Schwarze Johannisbeeröl*, das *Walnußöl* und das *Hanföl* mit ihren *Omega-3-Fettsäuren*, insbesondere der Alpha-Linolensäure. Von den *tumortoxischen ätherischen Ölen* haben das *Limonen* im Citronenöl aus den Schalen von Citrusfrüchten und das *Carvon* im Kümmelöl (Carvi aetheroleum DAB 1996 aus dem Echten Kümmel, nicht Schwarzkümmel!) die allergrößte Bedeutung. Den verschiedenen Fettsäuren in pflanzlichen und tierischen Fetten wurde wegen ihrer immensen Bedeutung für die Krebsentstehung und für die Krebsverhinderung ein eigenes Kapitel gewidmet. Auch den Antioxidantien und Bioaktiven Substanzen einschließlich der ätherischen Öle und der fetten Samenöle, sowie den langkettigen Omega-3-Fettsäuren im Fischöl werden jeweils eigene Kapitel oder Abschnitte gewidmet.

Zum besseren allgemeinen Verständnis des in den genannten Kapiteln Gesagten empfiehlt sich für den Interessierten die Lektüre des Abschnittes über Freie Radikale und Carcinogene.

Aus *kulinarischer* und lebenspraktischer Sicht müssen die betreffenden Speisen der Anti-Krebs-Diät schmackhaft und bekömmlich sein. Der küchentechnischen Verwirklichung dieser Zielsetzungen möge unser in Vorbereitung befindliches Shiitake-Kochbuch gegen Krebs dienen.

2. Kapitel:

Freie Radikale, Oxidantien, Oxidativer Streß, Carcinogene, Alterungsprozesse

Die Hauptbestandteile unserer Nahrung setzen sich aus Fett, Eiweiß und Kohlehydraten zusammen und werden mit Hilfe des eingeatmeten Sauerstoffes unter Energiegewinnung verbrannt (Oxidation). Die erzeugte Energie lagert sich als chemische Energie im Molekül „Adenosintriphosphat" (ATP) ab.
In jeder einzelnen Zelle des Organismus laufen in jeder Sekunde Tausende von chemischen Reaktionen bzw. Syntheseleistungen ab. Diese Stoffwechselsyntheseleistungen finden alle innerhalb der Zelle statt und sind nur möglich durch die Anwesenheit bzw. Wirkung von bestimmten **Katalysatorstoffen** (Enzyme und Coenzyme).
Um für die Zelle und den Gesamtorganismus die **optimale Stoffwechselleistung** zu erreichen, ist eine größere Menge von bestimmten **Vitalstoffen** erforderlich, als für einen Minimalstoffwechsel. Solche Vitalstoffe sind z.B. Vitamine, Pro-Vitamine (Bausteine von Enzymen und Coenzymen), Mineralstoffe, Spurenelemente sowie Sekundäre Pflanzenstoffe und antioxidative Schutzstoffe.
Neben den Energielieferanten Fett, Eiweiß und Kohlehydrate ist die Mehrheit der Vitalstoffe essentiell, d.h. sie müssen mit der Nahrung zugeführt werden; einige dieser Stoffe können durch Umwandlungsprozesse vom Organismus synthetisiert werden.
Für eine optimale Stoffwechselleistung ist neben der **richtigen Dosierung** dieser Vitalstoffe die **Anwesenheit am richtigen Ort** notwendig, z.B. die Gewährleistung des Transportes von essentiellen Vitaminen vom Darmlumen in die verschiedenen Körperzellen.

Nicht optimal laufen Stoffwechselvorgänge ab bei mangelnder Zufuhr dieser Vitalstoffe, sowie bei Gifteinwirkung auf die Zelle (z.B. Gifte in Lebensmitteln oder in der Luft, Einwirkung von Freien Radikalen, Oxidantien und anderen Carcinogenen); die Alterungsprozesse selbst errichten viele Barrieren für den reibungslosen Ablauf der Stoffwechsel-

wege. Es kommt zu verschiedenen Fehlern und Abbrüchen in den einzelnen Stoffwechselsynthesen (so daß manche Stoffe nicht oder falsch aufgebaut werden); dies tritt äußerlich als Krankheit in Erscheinung.
Die Aufgabe der Orthomolekularmedizin ist es, z.B. mit Hilfe von Laboruntersuchungen genau zu bestimmen, *welche* und *wieviele* dieser Vitalstoffe dem Organismus fehlen. Diese fehlenden Vitalstoffe sollten dann in entsprechenden Dosierungen ersetzt werden, um die Reparatur der Defekte und Abbrüche in den Stoffwechselwegen zu ermöglichen und damit Krankheitserscheinungen des Organismus rückgängig zu machen. Die Reparatur der verschiedenen Gesundheitsstörungen bzw. Stoffwechselentgleisungen findet somit auf der Ebene zellulärer Funktionen statt.

Von den hochwirksamen Reparaturstoffen (Vitalstoffe, Antioxidantien, Sekundäre Pflanzenstoffe, immunmodulatorische Fettsäuren usw.) wird in den folgenden Kapiteln ausführlich berichtet.

Der Übergang zur Krebszelle

Auch der Übergang von der jungen, gesunden Zelle zur alternden oder kranken Zelle bis hin zur Krebszelle ist ein fließender.

Das Überleben der Zelle und damit des gesamten Organismus stellt einen ständigen Kampf dar zwischen den genannten schädlichen Einflüssen von außen und den Reparaturstoffen und Abwehrzellen, die der Körper zur Verfügung hat.
Speziell bei einer Tumorerkrankung stehen die in diesem Buche beschriebenen antitumoraktiven Wirkstoffe zur Verfügung, die als Krebskillerstoffe dem in der Tumorabwehr versagenden Organismus helfen, die Tumorzelle zu vernichten. Denn im Gegensatz zur normalen (nicht entarteten) Zelle) stirbt die Tumorzelle nicht von selbst; bei ihr ist der Mechanismus des programmierten Zelltodes abgeschaltet. Unter dem Begriff des „programmierten Zelltodes“ wird verstanden, daß die normale, nicht entartete Zelle von selbst abstirbt und von sog. Freßzellen des Organismus abtransportiert werden kann, wenn sie nicht mehr repa-

riert werden kann. Somit fällt sie dem Gesamtorganismus nicht mehr zur Last. Die Tumorzelle hingegen stirbt nicht ab, sondern vermehrt sich, so daß sie mit ihrem unkontrolliertem Wachstum im Sinne einer Raumforderung und den dabei anfallenden toxischen Stoffwechselprodukten das Leben des Gesamtorganismus bedroht.

Bei der Tumorbekämpfung geht es also vorrangig nicht darum, die kranke Zelle zu reparieren, sondern darum, die Tumorzelle zu zerstören. Die antitumoraktiven Wirkstoffe erkennen die Tumorzellen und greifen diese direkt oder indirekt an, ohne die gesunden Zellen und damit den Gesamtorganismus zu schädigen.

Die Erneuerung der normalen Zelle

Entscheidend für die Lebensdauer und Qualität der normalen Zellen ist das Enzym „**Telomerase**", weil dieses Enzym die Erneuerung der Zellen kontrolliert. Die einzelnen Körperzellen erneuern sich in unterschiedlichen Zeitabständen, z.B. erneuern sich die roten Blutkörperchen in kürzeren Zeitabständen als die Muskelzellen oder Knochenzellen. Die geschädigte Körperzelle stirbt ab, wenn sie nicht mehr repariert werden kann („programmierter Zelltod" oder „Apoptose"). Diese Erneuerung der einzelnen Zelle findet statt auf der Basis des Erbgutes der Zelle, welches sich in den Genen und Chromosomen des Zellkernes befindet.
Die neue Zelle ist also immer eine Kopie des Erbgutes der vorhandenen Zelle. Je besser das Enzym „**Telomerase**" (das man auch als „Anti-Aging Enzym" bezeichnen kann) funktioniert, um so besser kann auch die Kopie der Zelle ausfallen. Bei jeder Kopie verliert das genetische Material immer mehr an Qualität, was dem natürlichen Alterungsprozeß entspricht. Auch das körpereigene Enzym „Telomerase" ist diesen Alterungsprozessen unterworfen, welche ebenfalls durch antioxidativen Schutz verlangsamt werden können. Während Alterungsprozesse der inneren Organe uns längere Zeit verborgen bleiben, werden solche z.B. der Haut eher sichtbar.
Die wirkungsvolle Erneuerung unserer Körperzellen setzt also zwei

Dinge voraus:

1) Die Funktion der Telomerase als Enzym und

2) gesunde, vom Angriff Freier Radikale und anderer Giftstoffe möglichst verschont gebliebenene Gene.

Körpereigene und zugeführte Antioxidantien und andere Vitalstoffe schützen auch das genetische Material unserer Körperzellen.

Abb. 1: Mögliche Entwicklungswege einer Körperzelle

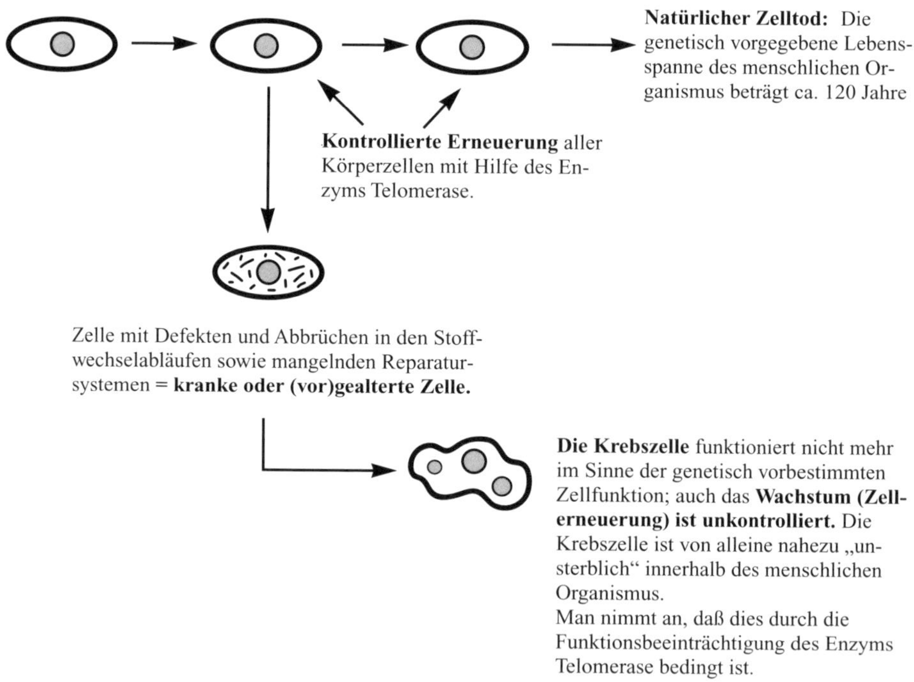

Was sind „Freie Radikale“ und „Oxidantien“?

„Freie Radikale“ und „Oxidantien“ sind Atome oder Moleküle, welche ungepaarte Elektronen enthalten, deshalb instabil und aggressiv sind, sehr reaktionsfreudig sind, und andere Stoffe, Zellmembranen, Zellorganellen, Gewebe und Organe angreifen, schädigen oder ganz zerstören. Dieser Zerstörungsprozeß wird „Oxidation“ genannt, also Verbrennung durch Vereinigung mit Sauerstoff (= oxygenium).

Der Sauerstoff der Luft, die wir einatmen, ist jedoch zunächst reaktionsträge; dies ist auch gut so — sonst würden wir bereits durch das Einatmen von atmosphärischem Sauerstoff oxidiert werden. Der Mensch und die meisten anderen Lebewesen benutzen den Sauerstoff für Verbrennungsvorgänge (Oxidationen), die Energie liefern. Wir verbrennen unsere Nahrung (Kohlehydrate, Eiweiß, Fette), um Energie für die Muskelkraft und für die biochemische Herstellung körpereigener Substanzen (Syntheseleistungen) und für die Aufrechterhaltung der Körpertemperatur zu erzeugen. In der Biochemie wird dieser Verbrennungsvorgang als „Atmungskette“ oder „Biologische Oxidation“ bezeichnet. Der an sich reaktionsträge, harmlose Sauerstoff muß zu diesem Zweck aktiviert werden — wir sprechen von „aktivierten Sauerstoffstufen“.

Zur Gruppe der „aktivierten Sauerstoffstufen“ und Oxidantien gehören das **Superoxid-Anion-Radikal**, das **Perhydroxylradikal**, das **Wasserstoffperoxid**, das **Hydroxylradikal**, der **Singulettsauerstoff**, das **Lipidradikal**, das **Ozon** und der **atomare Sauerstoff**.

Die energieliefernden Verbrennungsprozesse finden in unserem Körper in bestimmten Zellorganellen, die wir „Mitochondrien“ nennen, statt, den „Kraftwerken der Zelle“. Da unser Körper, unsere Organe und Zellen, aus den gleichen Substanzen bestehen wie unsere Nahrungsmittel, nämlich aus Eiweiß bzw. Aminosäuren, Fetten, Kohlenhydraten und Nukleinsäuren, stellt sich die Frage, warum wir nicht selbst ebenso verbrannt bzw. oxidiert werden, wie die Substanzen, die von uns verzehrt werden. In der Tat hat der Körper in allen Organen und Zellen umfangreiche biochemische **Schutzsysteme** aufgebaut, um die aktivierten

Sauerstoffstufen, Freien Radikale und auch Oxidantien in Schach zu halten, also zu neutralisieren; insbesondere muß verhindert werden, daß Freie Radikale am falschen Ort innerhalb der Zellorganellen, zur falschen Zeit oder in zu großer Anzahl wirksam werden.

Unser Körper ist — um ein ganz einfaches Denkmodell zu liefern — vergleichbar mit einem Küchenherd, in dem Holz und Kohle verbrannt werden, wobei die Innenauskleidung des Herdes mit Schamott weitgehend verhindert, daß der Herd selbst verbrannt oder beschädigt wird. Daß dieser Schutzmechanismus nicht für unbegrenzte Zeiten funktionieren kann, weiß jeder Mensch aus seiner Alltagserfahrung. Der Küchenherd ist irgendwann gealtert, beschädigt, zerstört, verbrannt durch die Hitze, die er selbst erzeugt hat — wobei dieser Zerstörungsprozeß beschleunigt wird, wenn nie Reparaturen stattgefunden haben, oder aber verlangsamt wird, wenn vom Ofenbauer regelmäßig Reparaturen durchgeführt werden. Was für den erwähnten Küchenherd die schützende Schamottauskleidung ist, ist für den Menschen der antioxidative Schutz durch körpereigene und zugeführte Antioxidantien und Radikalfänger. Der Mensch ist also eine biologische Verbrennungsmaschine (wenn Sie so wollen, eine Art „lebender Herd“), welche so lange durch Oxidation (= Verbrennung durch Sauerstoff) von organischem Material (aus dem diese Maschine selbst besteht) Energie gewinnt, bis sie wegen zunehmender oxidativer Schädigungen durch die dabei anfallenden Freien Radikale und unzureichender Reparaturmechanismen selbst das Opfer von Alterungsprozessen wird, funktionseingeschränkt und zerstört wird.

Wie lange diese biologische Maschine „Mensch“ lebt, hängt ab von der Intensität der Freien Radikale, also dem **Schädigungspotential** einerseits, und den zur Verfügung stehenden antioxidativen **Schutzmechanismen** andererseits (siehe Kapitel: „Antioxidantien“).

Unter welchen Bedingungen entstehen vermehrt „Freie Radikale"? Welche anderen Quellen und Ursachen für die verstärkte Bildung Freier Radikale und für die Verstärkung oxidativer Schäden gibt es?

Um Ihnen den Begriff der „Freien Radikale" verständlich zu machen, wurden als erste „natürliche" und unvermeidbare Quelle von Oxidantien (sog. endogene Ursachen für die Bildung Freier Radikale) die Atmungsvorgänge (Biologische Oxidation, Atmungskette) beschrieben und das Gleichnis vom Küchenherd und der biologischen Verbrennungsmaschine „Mensch" gebracht. Bei normaler, also nicht gesteigerter Stoffwechselaktivität stellen die im Rahmen der biologischen Oxidation gebildeten Freien Radikale sozusagen die „*Grundbelastung*" dar.

Auf diese unvermeidbare Grundbelastung als „*Hypothek oxidativen Lebens*" (Anmerkung: es gibt auch reduktive Lebensformen) pfropfen sich folgende zusätzliche Belastungen durch Freie Radikale *aus anderen Quellen* auf — sowohl endogene, also körpereigene, als auch exogene, also durch Einwirkung von außen entstandene.

Wir gliedern deshalb die weitere Erörterung in zwei getrennte Abschnitte, nämlich einen Abschnitt für *endogene*, und einen Abschnitt für *exogene* Quellen Freier Radikale.

1. Endogene, zusätzliche Quellen Freier Radikale und Oxidantien

Gesteigerte Atmungsvorgänge und Überoxidation:

Viele Faktoren können zur krankhaften Steigerung des Sauerstoffverbrauches und zur verstärkten Aktivität der energieliefernden Systeme (z.B. in den bereits erwähnten Mitochondrien, den „Kraftwerken" der Zelle), also zur vermehrten Bildung von Freien Radikalen führen: Dazu gehören z.B. *Gifte*, übersteigerte und unangemessene *Immunreaktionen* einschließlich *Allergien*, chronische *Entzündungen*, *Überfunktion* der *Schilddrüse*, *gesteigerte Nahrungszufuhr*, *körperliche Aktivität* einschließlich Hochleistungssport und auch seelischer Streß.

Freie Radikale sind jedoch nicht nur „böse" — sie können vom Körper auch nutzbringend eingesetzt werden. Im Rahmen seiner Immunabwehr benutzt der Körper die Freien Radikale selbst gleichsam als „biochemische Keule" zur Zerstörung von eingedrungenen Krankheitserregern (Pilze, Bakterien, tierische Erreger, Viren) und von Krebszellen, und setzt hierbei auch oxidative Enzyme als Zerstörungswerkzeuge ein. Die schützenswerten körpereigenen Strukturen müssen bei derartigen Immunabwehrprozessen durch körpereigene Antioxidantien vor dem Angriff der Freien Radikale abgeschirmt werden. Bei allen allergischen, rheumatischen, entzündlichen und infektiösen Prozessen hat dieser Schutz versagt, es fallen sodann vermehrt Freie Radikale als Abfallprodukt an, sowohl im akuten als auch im chronischen Stadium.

2. Exogene, zusätzliche aus der Umwelt stammende Quellen Freier Radikale und Oxidantien

2.1 Radioaktive Strahlung, Röntgenstrahlung, Mikrowellenstrahlung, nuklearmedizinische Diagnostik und Strahlentherapie, UV-Strahlen des Sonnenlichtes und in Solarien, also alle *ionisierenden und energiereichen Strahlen* tragen zur Steigerung der Bildung aktivierter Sauerstoffstufen und anderer Freier Radikale bei.
Bei der *Röntgenbestrahlung von Lebensmitteln*, z.B. von Früchten und Gemüsen, entstehen Freie Radikale, welche die in den Pflanzen enthaltenen antioxidativen Schutzstoffe zerstören und radikalische Reaktionsprodukte bilden, welche als Carcinogene einzustufen sind. Bei der *UV-Bestrahlung der Haut* durch Sonnenlicht oder in Solarien entstehen Freie Radikale in der Haut, welche zur Zerstörung der Kollagenfasern, also zur Hautalterung mit Faltenbildung, führen und durch Schädigung der DNS in den Hautzellen zu Hautkrebs führen können.

2.2 Luftverunreinigungen, Luftschadstoffe und Sommersmog (Photooxidantien):

Die Abgase von Verbrennungsmotoren (Automobile, Flugzeuge, Kraftwerke etc.), Müllverbrennungsanlagen, Industrie und Haushalt führen zu einem Anfluten aggressiver Oxidantien, wie z. B. Stickoxiden (Stickstoff-Sauerstoffverbindungen NO_X), Ozon, zu zahlreichen Reaktionsprodukten unvollständiger Verbrennungsvorgänge und Verschwelungsprozesse (z.B. Acrolein, Aldehyde, Polyzyklische Aromatische Kohlenwasserstoffe = PAK) und zu Nitrosaminen, zusammengefaßt als AAPN-Gruppe. Bei Inversionswetterlagen entstehen unter Einfluß des Sonnenlichtes auf die Luftschadstoffe aggressive Oxidantien, welche wir *Photooxidantien* nennen. Das Photooxidantiengemisch enthält Ozon, Aldehyde, Acrolein, Wasserstoffperoxid, und Peroxiacylnitrate (PAN). Zu den Ausgangssubstanzen für die Bildung des Sommersmogs gehören neben den bereits erwähnten Substanzen auch Methan und

Ammoniak aus der Massentierhaltung und als Ausscheidungsprodukte der Menschen selbst.

Die Schadstoffe der Luft werden nicht nur eingeatmet und somit auf dem Blutwege den inneren Organen zugeführt, sondern gelangen auch von außen an die Haut.

2.3 Aktives und passives Tabakrauchen:

Der aktive Raucher benutzt zur Herstellung des von ihm begehrten Inhalationsmittels „Rauch“ eine unvollständige Verbrennung, also eine Verschwelung von Tabak als organischem Material, bei relativ niedriger Temperatur und unter Sauerstoffmangel. Der Tabakrauch enthält deshalb zahlreiche, von anderen unvollständigen Verbrennungsprozessen bereits bekannte Oxidantien, wie z. B. Acrolein, Formaldehyd, Polyzyklische Aromatische Kohlenwasserstoffe (PAK), Nitrosamine sowie radioaktive Substanzen.

2.4 Freie Radikale und Carcinogene in Lebensmitteln (aufgrund der Lebensmittelproduktion)

Tierische und pflanzliche Lebensmittel enthalten zunehmend oxidative und cancerogene Schadstoffe in Form von *Nitraten* (Düngung in der Landwirtschaft), Pestiziden, *Insektiziden*, *Fungiziden*, sog. Pflanzenschutzmitteln, *Hormonen* und anderen Drogen sowie *Schwermetallen* und *Chlorverbindungen*. Hinzu kommen Chemikalien, die zum Haltbarmachen von Obst und Gemüse auf die Oberfläche aufgesprüht (z. B. bei Äpfeln, Citrusfrüchten, Obst aus weit entlegenen Regionen) oder in Tauchbädern (z. B. bei Bananen) angewendet werden.

Bei *röntgenbestrahlten Lebensmitteln* ist von einem vermehrten Gehalt an radikalischen Produkten dieser ionisierenden Strahlen auszugehen, und überdies von einer Zerstörung schützender antioxidativer Vitamine und Pflanzenfarbstoffe, wie z. B. der Anthocyane und Flavonoide, als Folge der Bombardierung mit ionisierenden Strahlen. Vor dem Verzehr röntgenbestrahlter Lebensmittel muß deshalb ausdrücklich gewarnt werden.

2.5 Freie Radikale und Carcinogene in Lebensmitteln aufgrund schädlicher Zubereitungsarten im Rahmen der industriellen und auch privaten Zubereitung von Speisen

Bei der *industriellen* Zubereitung von Fertigspeisen werden häufig toxische, allergisierende und radikalische Lebensmittelzusatzstoffe verwendet. Hervorzuheben ist das krebserregende **Nitrit**, welches als Pökelsalz in vielen Käsesorten, Wurst-, Fleisch- und Fischwaren Verwendung findet. Eine weitere Quelle für Nitrit ist das **Nitrat**, welches z.B. im Trinkwasser infolge der landwirtschaftlichen Düngung und insbesondere in Treibhausgemüse enthalten ist. Nitrate werden nämlich im Darm zu Nitrit umgewandelt. Die Nitrite werden im Darm mit aus Fäulnisprozessen entstehenden Aminen zu *Nitrosaminen* verstoffwechselt, also zu sehr starken Carcinogenen. Nitrit ist desweiteren in geräucherten Lebensmitteln enthalten, wie z.B. in geräuchertem Schinken, in Speck, Salami, Räucherfisch und Räucherkäse. Beim **Räuchern** reichern sich die krebserregenden Produkte des Rauches (also bekannte ***Verschwelungsprodukte****, wie z.B. Acrolein, Benzpyren, PAK* usw.) in dem betreffenden Lebensmittel an. Der Verzehr von Räucherlachs kann so schnell zum gesundheitlichen Risiko werden, auch wenn der Lachs ansonsten wegen seines Gehaltes an herzschützenden langkettigen Omega-3-Fettsäuren als gesund angepriesen wird. Nebenbei bemerkt enthält nur der Wildlachs Omega-3-Fettsäuren mit sehr hohem Anteil an EPA und DHA, während der Zuchtlachs wegen der Ernährung im Rahmen der Massentierhaltung und wegen der Aufzucht in zu warmen Gewässcrn viel geringere Mengen langkettiger Omega-3-Fettsäuren enthält. Zusamenfassend läßt sich sagen, daß der Verzehr von *Nitrit* und *Nitrat* in Lebensmitteln sowie von *Gepökeltem* und *Geräuchertem* auf jeden Fall ein immenses gesundheitliches Risiko darstellt und eher das vorzeitige

Altern sowie das Auftreten von Herzinfarkt und Krebs fördert. Die Aufnahme von Nitrit und Nitrat läßt sich relativ leicht verhindern: Bei Lebensmitteln wie z.B. Salami ist der Gehalt an Nitritpökelsalz auf der Banderole angegeben, der Nitratgehalt von Mineralwasser ist dem Flaschenetikett zu entnehmen. Nitrit färbt das Fett in Wurstwaren rötlich, während bei nitritfreien Wurstwaren das Fett weiß ist und bei längerer Lagerung unansehnlich grau wird.

Braten, Grillen, Toasten, Rösten als Oxidantienquellen: Beim starken Erhitzen von Speisen, insbesondere von Fleisch, tierischen Fetten, aber auch von Pflanzenfetten, Gemüsen und organischem Material überhaupt entstehen durch **Verschwelungsprozesse** die bekannten oxidativen, krebserregenden Substanzen *Acrolein*, *Aldehyde*, *Nitrosamine* und *PAK* (= *Polyzyklische Aromatische Kohlenwasserstoffe*). Beim Erhitzen von mehrfach ungesättigten Fettsäuren (sowohl Omega-6-Fettsäuren als auch Omega-3-Fettsäuren) entstehen zusätzlich noch *Lipidperoxide*. Derartige Zubereitungsweisen sind im Rahmen der antioxidativen Therapie und der antitumoraktiven Maßnahmen zu vermeiden. Die hier geschilderten Zusammenhänge zwischen Zubereitungsweisen von Speisen unter Einschluß von Verschwelungsprozessen sind mitverantwortlich für die bekannte Tatsache, daß mit dem steigenden Verzehr von Fleisch und tierischen Fetten die Häufigkeit von **Darmkrebs** ansteigt. Wer also unbedingt Fleisch und tierisches Fett verzehren will, sollte bei der Zubereitung höhere Temperaturen mit Verschwelungsprozessen vermeiden. Empfehlenswert sind somit Temperaturen bis maximal 100 °C, wie sie beim Kochen in Wasser und beim Dünsten in Wasser oder in Mischungen aus Wasser und Speiseölen auftreten. Aber auch das *Erhitzen mehrfach ungesättigter Pflanzenöle* ist zu vermeiden. Wer unbedingt ein Speiseöl zum Erhitzen benutzen will, sollte hierzu nur solche Fette verwenden, welche entweder natürlicherweise schon gesättigte Fettsäuren enthalten (also Palmkernfett oder Kokosfett, keine künstlich gehärteten Fette!) oder aber *einfach ungesättigte Fettsäuren* enthalten, wie das unraffinierte, unfiltrierte Olivenöl aus kalter Pressung und traditioneller Produktion, weil die einfach ungesättigten Fettsäuren beim Erhitzen nicht so schnell zum Freien Radikal werden können. Aber auch das Olivenöl ist nicht gegen Verschwelungsprozesse mit Bildung von Carcinogenen gefeit! Olivenöl sollte deshalb nicht über 210 °C erhitzt werden.

2.6 Freie Radikale und "Antioxidantiendiebe" in Arzneimitteln

Viele Arzneimittel sind selbst Oxidantien, wie z. B. Nitrate, oder sie vermindern den Bestand des menschlichen Körpers an körpereigenen Antioxidantien. So senken z. B. Mittel gegen erhöhte Cholesterinspiegel (Cholesterinsynthese-Hemmer) den Spiegel des antioxidativen Coenzyms Q10, so daß der angerichtete Schaden in Hinblick auf die zu vermeidende Oxidation des „bösen" LDL-Cholesterins in der Gefäßwand womöglich größer ist als der angebliche Nutzen, wenn nicht zusätzlich noch Coenzym Q10 substituiert wird.

3. Kapitel:

Antioxidantien, Radikalfänger — das antioxidative Schutzsystem unseres Körpers zur Vermeidung von oxidativem Streß

Zum Schutz vor aggressiven Oxidantien und Freien Radikalen – sowohl vor denjenigen, die *endogen*, stoffwechselbedingt im Körper bei der oxidativen Energiegewinnung entstehen, als auch vor denjenigen, die *exogen*, also aus der Umwelt kommend, den Körper bedrohen – hat der Organismus eine Reihe **körpereigener antioxidativer Schutzsysteme** entwickelt. Darüber hinaus benötigt der menschliche Organismus zusätzlich noch die Zufuhr anderer antioxidativer Schutzstoffe mit der Nahrung, weil er diese Schutzstoffe nicht selbst herstellen kann (oft im Gegensatz zu anderen Lebewesen; die Katze kann ihr Vitamin C als Antioxidans, welches sie als Fleischfresser bitter nötig hat, selbst herstellen). Die *exogenen*, also mit der Nahrung zugeführten antioxidativen Schutzstoffe haben entweder die Aufgabe, das körpereigene Schutzsystem zu regenerieren, oder aber die Freien Radikale direkt abzufangen und zu neutralisieren. Bei letzterem Vorgang muß sichergestellt sein, daß aus dem Antioxidans nicht selbst ein Freies Radikal wird, wie es z. B. beim Erhitzen von Pflanzenölen mit mehrfach ungesättigten Fettsäuren (Sonnenblumenöl, Distelöl) geschieht. Die einzelnen Komponenten dieses komplexen antioxidativen Schutzsystems sind Stoffe oder Substanzen, die zwar in chemischer Hinsicht höchst unterschiedlich aufgebaut sind, aber im Hinblick auf die Zielsetzung des Schutzsystems nur *eine* Aufgabe haben: *Aggressive, zerstörerische, radikalische Reaktionen zwischen Freien Radikalen und Oxidantien einerseits und den Zellen und Organen unseres Körpers andererseits zu verhindern oder zumindest zu verlangsamen.* Wir nennen diese Stoffe deshalb **Radikalfänger**, **Antioxidantien** oder **Scavenger**.

Ein **Antioxidans,** welches diesen Namen wirklich verdient, soll bestimmte Eigenschaften haben, die sich am besten durch die Beantwortung folgender W-Fragen charakterisieren lassen:

Wie wirkt ein Antioxidans?
Es fängt bereits vorhandene Freie Radikale und Oxidantien ein und neutralisiert sie, oder es leitet eine chemische Reaktion mit dem Freien Radikal ein, so daß stabile, nicht mehr reaktionsfreudige Endprodukte entstehen, oder es verhindert die Entstehung neuer Freier Radikale aus Pro-Oxidantien (Radikalenbildnern).

Wo wirkt ein Antioxidans?
Überall dort im Körper, wo es gebraucht wird, je nach Bedrohung durch Oxidantien. Es soll also in bestimmten Kompartimenten des Körpers wirken: Entweder im Blut, also im wäßrigen Milieu, im sonstigen Extrazellulärraum, oder an der Zellmembran (also im fettlöslichen Milieu), oder innerhalb der Zelle in verschiedenen Zellorganellen (Mitochondrien, Zellkern).
Kein Antioxidans kann in allen Kompartimenten des Körpers zugleich anwesend sein. Der wünschenswerte antioxidative Schutz in so verschiedenen Organen bzw. Kompartimenten wie z.B. dem Gehirn und den Gelenken ist nicht so einfach herzustellen, wie sich der biochemische Laie dies vorstellt. Dies sei allen Leserinnen und Lesern gesagt, die sich darüber wundern, daß sie so viele verschiedene Antioxidantien in so hohen Dosierungen mehrmals täglich einnehmen müssen. Der Wunschtraum vieler Menschen, lediglich mit gesunder Ernährung und einer einzigen Kapsel als täglicher Nahrungsergänzung eine optimale antioxidative Schutzwirkung für alle Organe auch im fortgeschrittenen Alter und trotz bereits bestehender Schäden erreichen zu zu können, muß vor dem Hintergrund der biochemischen Tatsachen als ausgesprochen naiv erscheinen.
Am bedeutendsten ist die Einteilung hinsichtlich des Wirkortes in drei Gruppen von Antioxidantien:

a) *wasserlösliche* Antioxidantien (aktiv im wäßrigen Milieu unseres Körpers), z.B. Vitamin C;

b) *lipidlösliche* (fettlösliche) Antioxidantien (aktiv im Lipidmilieu, z.B. an den Membranen), z.B. Vitamin E, Vitamin A und Provitamin A (= Carotinoide)
c) *zellulären* Antioxidantien (aktiv im Inneren der Zelle, z. B. Enzyme).

Wann wirkt ein Antioxidans?
Immer dann, wenn ein Freies Radikal eine schützenswerte Zellstruktur bedroht; aus diesem Grunde muß das Antioxidans schon vor dem Eintreffen des Freien Radikals anwesend sein, um wirklich zum richtigen Zeitpunkt wirksam sein zu können.

Wie schnell wirkt ein Antioxidans?
Die radikalabfangende Wirkung muß extrem schnell, auf jeden Fall schneller als die befürchtete, zu verhindernde Reaktion zwischen Freiem Radikal und Zelle sein.

Wieviel von einem Antioxidans wird benötigt?
Da die Menge an aggressiven Freien Radikalen, die plötzlich und ohne Vorankündigung den Körper attackieren können (z.B. toxische Verbrennungsprodukte aus Motoren), nahezu unbegrenzt ist, soll die für diesen Fall zur Verfügung stehende Menge eines Antioxidans möglichst groß sein. Es gilt das Prinzip: „Viel ist gut“, oder „Viele Hunde sind des Hasen Tod“. Wenn nämlich die Radikalfänger in der Minderheit sind, die Freien Radikale in der Mehrzahl, ist das Antioxidans bald der wehrlose Hase, der das Opfer aggressiver Oxidantien wird.

Besteht ein Mißverhältnis, ein Ungleichgewicht, zwischen angreifenden Freien Radikalen und Oxidantien einerseits und Radikalfängern andererseits, entsteht für den Körper eine bedrohliche Situation, die wir **oxidativen Streß** nennen.

Das „antioxidative Symphonieorchester“

Die *Gesamtheit aller antioxidativen Systeme* unseres Organismus ist vergleichbar mit einem Symphonieorchester, in welchem eine Vielzahl verschiedener Instrumente harmonisch zusammenwirkt. Schon der Ausfall eines einzigen Instrumentes könnte verheerende Folgen haben. Die Vielzahl dieser antioxidativen Schutzfaktoren läßt sich nach verschiedenen Kriterien in verschiedene Gruppen einteilen, z. B. nach dem Molekulargewicht, nach dem Wirkort bzw. dem Milieu (fett- oder wasserlöslich), nach der Verfügbarkeit in Lebensmitteln oder Nahrungsergänzungsmitteln, nach der Reaktionsgeschwindigkeit, nach der Wirkung (rein prophylaktisch, also nur vorbeugend wirksam, oder auch noch *nach* Entstehen eines oxidativen Schadens als Reparaturmechanismus im Sinne einer "Rückgängigmachung" wirksam).

Wir haben folgende **Einteilung der Antioxidantien, Schutzstoffe und Anti-Aging-Substanzen** entwickelt, welche sich in unseren Beratungsgesprächen mit Patienten bewährt hat.

1. Mineralien und Spurenelemente: Metallionen, metallische ionale Verbindungen

Die Ionen, also die elektrisch geladenen Ionen verschiedener Spurenelemente und Mineralstoffe haben wichtige Funktionen innerhalb des körpereigenen Schutzsystems gegen Freie Radikale inne, so z.B. das Zinkion für die Super-Oxid-Dismutase (SOD). Leider haben sich im Sprachgebrauch Bezeichnungen eingeführt, welche chemisch unzutreffend sind; so wird z. B. „Zink“ als Antioxidans bezeichnet. Zink ist jedoch ein Metall, welches als Element im Körper freilich nicht vorkommt. Es ist so, als ob man zum Kochsalz (= Natriumchlorid) „Natrium“ sagen würde. Wenn von „Zink“ die Rede ist, sind also Zinkverbindungen gemeint, in denen Zink als Ion, z. B. als Zinksalz, vorliegt. Bedeutsam sind folgende Metallionen, welche Bestandteile auch von antioxidativen Enzymen sind: **Zink**-Ionen, **Selen**-Ionen, **Mangan**-Ionen, **Eisen**-Ionen, **Cobalt**-Ionen, **Kupfer**-Ionen, **Molybdän**-Ionen, **Chrom**-Ionen.

2. Wasserlösliche Vitamine:
Die bedeutendsten wasserlöslichen antioxidativen Vitamine sind die **Ascorbinsäure** (= **Vitamin C**) und die **Folsäure** (ein Vitamin der B-Gruppe).

3. Fettlösliche Vitamine:
Die bedeutendsten fettlöslichen Vitamine sind die **Tocopherole** (= **Vitamin E**),die **Vitamin A-Gruppe** (**Retinoide**) und die **Provitamin-A-Gruppe** (= **Carotinoide**).

4. Aminosäuren und Peptide, sonstige Biomoleküle:
Zu dieser Gruppe von Antioxidantien gehören die Aminosäuren L-Cystein und L-Cystin, Glycin, L-Methionin sowie die Peptide bzw. Biomoleküle Glutathion, L-Carnitin, Coenzym Q10 (= Ubiquinon), Alpha-Liponsäure.

5. Synthetische Antioxidantien in Arzneimitteln:
Das bedeutendste synthetische Antioxidans ist das *Dimethylsulfoxid* (DMSO), welches hauptsächlich im Rahmen einer lokalen Behandlung entzündlicher, degenerativer, rheumatischer Erkrankungen und Verletzungsfolgen verwendet wird, jedoch wegen seines guten Eindringens durch die Haut auch regional gegen tiefer gelegene Entzündungen und Tumore wirksam sein kann.

6. Naturstoffe, Phytosubstanzen, Sekundäre Pflanzenstoffe bzw. Bioaktive Substanzen, pflanzliche Antioxidantien:
In vielen Pflanzen, Früchten, Beeren, Obst- und Gemüsesorten sind – wenn sie nicht durch Schadstoffe denaturiert wurden, nicht infolge einer Genmanipulation ihre natürliche Zusammensetzung verloren haben, und auch nicht mit Röntgenstrahlen behandelt wurden – **natürliche Biosubstanzen** mit hoher antioxidativer und anticarcinogener Potenz enthalten. Erst seit wenigen Jahren beschäftigt sich die Wissenschaft mit diesen Substanzen, die auch als **„Bioaktive Substanzen"** oder als **„Sekundäre Pflanzenstoffe"** bezeichnet werden. Zu den bedeutendsten Substanzgruppen gehören die Farbstoffe der Karotte und anderer Gemü-

se, die **„Carotinoide“**, der Tomate, das **„Lycopin“**, die Farbstoffe der Heidelbeere und der roten Weintraube, die **„Anthocyane“**, die **„Flavonoide“** und verschiedene Phenole, welche in vielen Früchten, Gemüsen und in Getreiden vorkommen, **Phytöstrogene** und **Lignane**, **Tannine (Gerbstoffe)**, **Terpene**, **Indole**, **Cumarine**, die **Knoblauchsubstanzen** (Sulfide, Thiole), **oligomere Proanthocyanidine (OPC's)** und **Pycnogenole**, welche hauptsächlich in Pinienrinde, Kiefernrinde und Traubenkernen enthalten sind, und **Gingko-biloba**-Extrakte. In diese Gruppe von Naturstoffen gehören auch die anti-carcinogenetischen Inhaltsstoffe einiger Speisepilze, wie z.B. die im **Shiitake-Pilz** enthaltenen Substanzen, welche offenbar in der Lage sind, Krebszellen abzutöten und die unspezifische Immunabwehr gegen Krebszellen zu steigern.

7. Antioxidative Enzyme und enzymatische Antioxidantien

Enzyme sind biochemische Werkzeuge oder Katalysatoren, welche eine bestimmte biochemische Reaktion beschleunigen, die ohne die Anwesenheit dieses katalytischen Enzyms überhaupt nicht stattfände. Die wichtigsten antioxidativen Enzyme des menschlichen Körpers sind folgende Enzyme:

a) *Superoxid-Dismutase* (SOD), von der es mehrere Varianten gibt, je nachdem, ob Kupfer-, Zink-, Mangan- oder Eisen-Ionen als Coenzym in das Enzym eingebaut sind. Die SOD macht das Peroxid-Radikal unschädlich.

b) Die *Katalasen* (CAT) und die Peroxidasen (P_x), machen Wasserstoffperoxid (H_2O_2) unschädlich.

c) Die Enzyme des *Glutathionsystems*, welche für die Anti-Aging Reparaturmechanismen zur Behebung bereits entstandener Schädigungen im Organismus notwendig sind (Reparaturenzyme).

8. Antioxidative Hormone, Scavenger-Hormone, Anti-Aging-Hormone

Die weiblichen Steroidhormone, die **Östrogene**, welche auch, freilich in niedrigerer Dosierung als bei der Frau, für den Mann lebensnotwendig sind, besitzen eine höhere antioxidative Potenz als das Vitamin E. Man spricht deshalb auch von *Scavenger-Östrogenen* oder *Scavestrogenen.* Die immense antioxidative Potenz der Östrogene ist wohl einer der Hauptgründe für die längere Lebenserwartung der Frau im Vergleich zum Mann. Aus diesem Grunde ist auch DHEA, wie es in den USA als Nahrungsergänzung weit verbreitet ist, eine Anti-Aging-Substanz: weil DHEA den Östrogenspiegel des Mannes erhöht. Ein hoher Spiegel an den antioxidativen Östrogenen kann jedoch auch gefährlich sein — nämlich dann, wenn hormonabhängige Krebszellen, z.B. in der Prostata, in der Brustdrüse oder in der Gebärmutter, auf ihren hormonellen Befehl zum Wachstum warten. Dieses übermäßige, unkontrollierte Wachstum von Zellen ist das wesentliche Merkmal Bösartiger Tumore. In diesen Fällen, in denen also ein zusätzlicher Östrogenstimulus ausgesprochen unerwünscht ist, sind die *Phytöstrogene* nützlich.

In etlichen Pflanzen sind östrogenähnliche Substanzen enthalten. Wissenschaftlich werden sie als „*Phytöstrogene*" bezeichnet. Die Moleküle der Phytöstrogene haben in der räumlichen Anordnung ihrer Atome gewisse Ähnlichkeiten mit dem Östrogen, dem Hormon des Eierstocks. Wegen dieser räumlichen (=stereochemischen) Ähnlichkeit passen die Phytöstrogen-Moleküle zu den „Rezeptoren" in menschlichen Zellen wie ein Schlüssel ins Schloß. Wenn nun die „Schlüssellöcher" von Phytöstrogenen besetzt sind, haben die körpereigenen Östrogene nur mehr eine geringe Chance, auch einige Rezeptoren (=Schloß mit Schlüsselloch) zu besetzen. Auf diese Weise wird die Wirkung der körpereigenen Östrogene abgeschwächt, wenn sie im Überschuß vorhanden sind. Der Wachstumsreiz für Bösartige Tumore wird so verringert. Bei *Östrogenmangel* hingegen, wenn also ohnehin keine körpereigenen Östrogenmoleküle mehr vorhanden sind, können die mit der Nahrung zugeführten Phytöstrogene eine „Restwirkung" als Östrogen ausüben. Es gibt Phytöstrogene mit geringer, und solche mit hoher östrogener Restwirkung. Die Phytöstrogene mit schwacher östrogener Eigenwirkung, wie sie z.B. in Bohnen, insbesondere Sojabohnen, Sojasprossen, vergorenen Sojaprodukten (Tofu, Miso), Linsen und anderen Hülsen-

früchten, Vollkorngetreide, und vielen Gemüsen enthalten sind, schützen vor hormonabhängigen Tumoren (z.B. Brustkrebs, Gebärmutterkrebs, Prostatakrebs).
In anderen Pflanzen sind Substanzen enthalten, welche die Produktion von körpereigenen Östrogenen bei Frauen und Männern stimulieren (z.B. Traubensilberkerze).
Ein weiteres Hormon mit antioxidativer Potenz ist das *Melatonin*, ein Hormon der Zirbeldrüse (=Epiphyse), welches erstens ein starkes Antioxidans ist, zweitens den Wach-Schlaf-Rhythmus reguliert, und drittens als Immunstimulans wirksam ist.

9. Mehrfach ungesättigte Fettsäuren und essentielle Fettsäuren als Schutzstoffe

Die Substanzen dieser Gruppe gehören nicht zu den Antioxidantien; im Gegenteil — sie müssen selbst vor Oxidation geschützt werden, weil sie ansonsten selbst zum Freien Radikal werden können (*Lipidperoxidbildung*). Als *„essentielle Fettsäuren"* werden solche Fettsäuren bezeichnet, welche der menschliche Organismus nicht selbst herstellen kann, so daß er von der Zufuhr mit der Nahrung abhängig ist. Bei den essentiellen Fettsäuren handelt es sich um mehrfach ungesättigte Fettsäuren. Es wird die Familie der sog. **Omega-3-Fettsäuren** von der Familie der sog. **Omega-6-Fettsäuren** unterschieden. Diese beiden Gruppen von ungesättigten Fettsäuren haben eine immense Bedeutung für die Gesundheit des Organismus und für körpereigene Reparatursysteme; sie sind also nicht als Brennstoffe für die Energiebereitstellung zu betrachten. Die **Omega-3-Fettsäuren** mit ihrer *Muttersubstanz*, der *Alpha-Linolensäure*, und die **Omega-6-Fettsäuren** mit ihrer *Muttersubstanz*, der *Linolsäure*, sind die Ausgangssubstanz für bestimmte Gewebshormone und Bestandteile der Zellmembran. Beide Familien von essentiellen Fettsäuren konkurrieren um das gleiche Enzymsystem für die weiteren Stoffwechselwege, welche zu höchst unterschiedlichen Stoffwechselprodukten führen. Das bedeutet, daß das Verhältnis von mit der Nahrung zugeführten Omega-3-Fettsäuren zu den Omega-6-Fettsäuren entscheidend für günstige oder ungünstige gesundheitliche Wirkungen ist. In der mitteleuropäischen und nordamerikanischen Ernährung besteht ein erheblicher Mangel an Omega-3-Fettsäuren mit der Folge eines *Überwiegens der Linolsäure* und der *Arachidonsäure* aus der Familie der Omega-6-Fettsäuren. Diese Tatsache wird für das gehäufte Auftreten vieler Herz-Kreislauf-Erkrankungen, wie z.B. Arteriosklerose, Herzinfarkt und Schlaganfall, von allergischen Erkrankungen, wie z.B. Pollinosis, Asthma bronchiale, Neurodermitis und von chronisch-entzündlichen Erkrankungen, wie z.B. M. Crohn, Colitis ulcerosa und Gelenkrheuma mitverantwortlich gemacht.

Die praktische Durchführung der antioxidativen Therapie im Rahmen der Anti-Krebs-Diät und der anti-carcinogenetischen Therapie

Die antioxidative Therapie kann höchstvorsorglich, also ohne Vorliegen einer Krebserkrankung, bei gegebenen Risikofaktoren (Exposition, Erbanlagen), oder aber zum Schutz vor besonderen Risiken oder im Rahmen einer Therapie bestehender bösartiger Erkrankungen durchgeführt werden. Von unserer ärztlichen Erfahrung ausgehend sollten Sie folgende *Richtlinien für die Intensität der erforderlichen antioxidativen Schutzmaßnahmen* beachten, wobei das individuelle Therapiekonzept nach vorheriger kompetenter medizinischer Untersuchung entwickelt werden muß.

Die **antioxidative Therapie** wird von uns in folgende *Intensitätsstufen* eingeteilt:

a) Stufe I:
Ernährungsumstellung auf Lebensmittel, welche reich an natürlichen antioxidativen Inhaltsstoffen und arm an toxischen, cancerogenen und oxidativen Schadstoffen sind. In dieser Intensitätsstufe I der antioxidativen Therapie werden keine Nahrungsergänzungsmittel eingenommen, erst recht keine Arzneimittel oder gar Anti-Aging-Substanzen.

b) Stufe II:
Zusätzlich zur antioxidativen Ernährung im Sinne der Stufe I und unter medizinischer Kontrolle (z. B. Blutbild, Serumkonzentrationen von Mineralien im Blut) werden bis zu drei *Nahrungsergänzungsmittel*, wie z.B. antioxidative Mineralien und Vitamine in niedriger Dosierung eingenommen. In dieser Stufe werden weder höhere Dosierungen an Antioxidantien eingenommen, noch werden antioxidative Enzyme oder Hormone verabreicht.

c) Stufe III:
Zusätzlich zur antioxidativen Ernährung im Sinne der Stufe I werden unter kompetenter medizinischer Kontrolle zahlreiche Antioxidantien in mittleren Dosierungen eingenommen, jedoch noch keine Enzyme oder Hormone.

d) Stufe IV:
Zusätzlich zur antioxidativen Ernährung im Sinne der Stufe I werden — ebenfalls auf der Basis engmaschiger medizinischer Kontrolluntersuchungen — zahlreiche, jeweils harmonisch aufeinander abgestimmte Antioxidantien in höherer bis höchster Dosierung entweder oral eingenommen oder, falls medizinisch erforderlich, weil z. B. die notwendige Vitamindosis vom Darm gar nicht resorbiert werden kann, als intramuskuläre, subcutane oder intravenöse Injektion oder Infusion verabreicht. Falls erforderlich, werden auch Enzyme (Stufe IV a) und Hormone (Stufe IV b) angewendet.
Wenn die **Gabe hochdosierter Antioxidantien** erforderlich ist, wie z.B. bei schweren Grunderkrankungen, wie sie inoperable Tumoren, Tumorrezidive und Metastasierungen darstellen, ist die Verabreichung der Substanzen als **Injektion** oder **Infusion** der oralen Einnahme vorzuziehen. Dies aus dem Grund, weil die Resorptionsfähigkeit vieler Vitamine und Antioxidantien durch die Darmschleimhaut hindurch häufig schon bei jungen Menschen herabgesetzt ist und bei älteren Menschen sowie bei toxischen Situationen im Rahmen von Tumorerkrankungen meist dramatisch sinkt. Es muß deshalb sofort von der oralen Einnahme auf die parenterale Zufuhr von Antioxidantien und anderen Schutzstoffen umgestellt werden.

Insbesondere die Intensitätsstufen III, IV a und IV b der Antioxidantientherapie sollten unter engmaschiger, kompetenter Kontrolle aller relevanten biochemischen Parameter und anderer Untersuchungsbefunde (z.B. Elektrokardiogramm, Ultraschallbefund einzelner Organe, Knochendichtemessung) durchgeführt werden. Das bedeutet, daß diese Intensitätsstufen nur im Rahmen einer Therapieplanung und Therapiekontrolle durch einen in der Orthomolekularmedizin und Antioxidantientherapie erfahrenen, biochemisch versierten Arzt sinnvoll sind. Aber auch die Stufe II sollte zumindest von routinemäßigen medizinischen Kontrolluntersuchungen begleitet werden, je nach individueller Situation. Bei Tumorerkrankungen besteht die Gefahr der unzureichenden antioxidativen Behandlung, so daß der rechtzeitige Wechsel in die nächsthöhere Intensitätsstufe der antioxidativen Therapie nicht versäumt werden darf. Der größte anzunehmende Schaden ist der unzureichende antioxidative Schutz, so daß bei Überhandnehmen der Attacken durch Freie Radikale **oxidativer Streß** entsteht und Organe oder Zellen, insbesondere die Zellen der Immunabwehr, irreversibel geschädigt werden.

Eine optimale Antioxidantientherapie ist erforderlich bei zu erwartendem oxidativen Streß und vermehrtem Anfall Freier Radikale als Folge tumorbedingter unzureichender Ernährung, vor geplanten Operationen, in der Rekonvaleszenzphase nach Operationen, vor und nach Strahlentherapie oder nuklearmedizinischer Diagnostik, vor, während und nach Chemotherapie (Cytostase), bei Einnahme bestimmter oxidativer Medikamente oder von Medikamenten, welche körpereigene Antioxidantien vermindern.

Eine *höchstdosierte Therapie mit antioxidativen Schutzstoffen* ist bei allen *Bösartigen Tumoren*, also bei *Krebserkrankungen (Bösartigen Neubildungen, Neoplasien, Carcinomen, Sarkomen)* angezeigt: Falls eine *operative* Beseitigung des Primärtumors sinnvoll und möglich ist, sollten zur Verringerung des Risikos für Rezidive und Metastasierungen (Bildung von Tochterzellen) vor und nach der Operation *antioxidative Therapiemaßnahmen* der höchsten Intensitätsstufe durchgeführt werden. Die aus wissenschaftlicher und erfahrungsheilkundlicher Sicht vorwiegend anzuschuldigenden Ursachen und Promotoren für die Krebserkrankung (z.B. Ernährung mit belasteten Lebensmitteln und/oder Belastung durch krebserregende Zubereitungsweisen, wie z.B. Grillen; übermäßiger Alkoholgenuß; aktives und passives Rauchen) sind auszuschalten. Falls aus sogenannter schulmedizinischer Sicht *Bestrahlung* oder eine *Chemotherapie* (*Cytostase*) geplant werden, sollte im Einzelfall — gegebenenfalls im Rahmen eines Konsils zwischen sogenannter Schulmedizin und Orthomolekulartherapeuten — abgeklärt werden, wie aussichtsreich die angebotene Therapie wirklich ist — wobei auch die Risiken konkret und quantitativ eingeschätzt werden sollten. Es sollte argwöhnisch überprüft werden, wie „hieb- und stichfest" die Argumente der sogenannten Schulmedizin wirklich sind. Oftmals verschanzen sich nämlich die Vertreter universitärer Schulmedizin hinter Behauptungen, die spekulativ und unbewiesen sind — also den angeblichen schulmedizinischen Kriterien gar nicht genügen. Nicht selten werden dann Therapieformen propagiert und durchgeführt, über die weder ausreichende (was der Schulnote 4 entspräche), geschweige denn hervorragende wissenschaftliche Erkenntnisse und praktische Erfahrungen vorliegen. Es ist durchaus möglich, daß die angepriesenen Therapien mit erheblichen Risiken behaftet sind, und entweder als verzweifelter Behandlungsversuch aufzufassen sind oder aber reinen Versuchscharakter haben. Nicht allzu selten wird die Entscheidung, welcher Tumorpatient welche Behandlungsmethode bekommt, nach einem Zufallsprinzip bestimmt (z. B. Anfangsbuchstaben des Namens, man nennt dies „Randomisierung"). Dem Patienten wird in solchen Fällen vielleicht sogar vorgegaukelt, daß die ihm angebotenen Therapiemaßnahmen genau für ihn, also individuell geplant worden wären. In Wirklichkeit dienen solche Behandlungsserien primär statistisch-medizinischen Forschungen und erst sekundär vielleicht dem Patienten. Warum sollen Patienten mit *einer einzigen* Therapiemaßnahme, welche ihnen zugedacht wird, auskommen? Oftmals wird es gar nicht gern gesehen, wenn zusätzlich zur Bestrahlung oder Chemotherapie noch eine komplementäre Zusatztherapie mit Antioxidantien, Thymus- und Mistelextrakten, Sekundären Pflanzenstoffen, langkettigen Omega-3-Fettsäuren und anderen Immunstimulantien durchgeführt wird.

Die *Bestrahlung von Krebszellen* führt oft zur Zerstörung von Oberflächenstrukturen der Membran der Krebszelle, ohne daß jedoch die Krebszelle abgetötet wird. Da diese Oberflächenstruktur der Zellmembran antigenen Charakter hat und weil die Abwehrzellen unseres Immunabwehrapparates, die Freß- und Killerzellen, solche Krebszellen an deren Oberflächenstruktur erkennen können, versagt die Immunabwehr nach Setzung des Bestrahlungsschadens an der Oberfläche der Krebszelle. Die Krebszelle ist ohne ihre antigenen Oberflächeneigenschaften gleichsam "unsichtbar" ("Tarnkappenphänomen"). Die Folge ist häufig, daß unbeeinflußbar von der Immunabwehr und von antioxidativen Maßnahmen die Krebszellen sich ungehemmt vermehren können.
Der *Grundgedanke der Chemotherapie* ist, daß es Gifte - meist pflanzlicher Herkunft - gibt, welche selektiv vorwiegend Tumorzellen vernichten, die gesunden Zellen aber nicht schädigen. Das beste Mittel dieser Art ist derzeit das Taxol A aus der Rinde der pazifischen Eibe. Der *Grundgedanke der Strahlentherapie* ist analog hierzu: Strahlen sollen selektiv nur die Tumorzellen schädigen, und die gesunden Zellen schonen. In Abhängigkeit von der Art des Tumors ist der Realisierungsgrad dieser theoretisch gesteckten Ziele größer oder kleiner!
Unbestreitbar ist, daß bei der Chemotherapie mit aggressiven Cytostatika und bei der Strahlentherapie eine **begleitende (komplementäre) Therapie** mit antioxidativen Schutzstoffen, Radikalfängern und Immunstimulantien das Ausmaß der unerwünschten Schädigungen an gesunden Zellen vermindert und zu einer besseren Verträglichkeit der aggressiven Maßnahmen führt.

4. Kapitel:

Bioaktive Substanzen, Sekundäre Pflanzenstoffe (SPS) und Phytöstrogene

Pflanzen enthalten bekanntlich die energiereichen Zucker, Kohlenhydrate (Stärke), Proteine, Fette und Öle, deretwegen sie als Energielieferanten geschätzt und verzehrt werden. Desweiteren enthalten die Pflanzen Mineralstoffe, Spurenelemente, Faser- und Ballaststoffe sowie Vitamine (Coenzyme), die der menschliche Organismus ebenso dringend benötigt wie die Energieträger. All diese Substanzen werden **„primäre Pflanzenstoffe"** genannt, weil sie dem primären Stoffwechsel der Pflanzen dienen.

Als **„Sekundäre Pflanzenstoffe"** werden diejenigen Substanzen des sekundären Stoffwechsels der Pflanze bezeichnet, welche der Anpassung der Pflanze an Belastungen (Sonnenlicht, Freie Radikale, Ozon, Photooxidantien, Frost, Hitze, Trockenheit, Salze und Schwermetalle) und der Abwehr von Fraßfeinden dienen. Beispielhaft sei erwähnt, daß frostständige Pflanzen (Gemüsesorten wie z.B. der Grünkohl) die mehrfach ungesättigten Fettsäuren aus der Omega-3- und der Omega-6-Fettsäurenfamilie wegen des extrem tiefen Festpunktes dieser Fettsäuren im Gegensatz zu den gesättigten Fettsäuren benötigen. Östrogenähnliche Pflanzenstoffe sollen die Fruchtbarkeit der Fraßfeinde senken und so die Pflanzengattung vor Ausrottung durch übermäßigen Fraß bewahren. Die Wissenschaften (Biochemie, Ernährungswissenschaft und Medizin) haben bis vor kurzem die Sekundären Pflanzenstoffe überhaupt nicht zur Kenntnis genommen; zum Teil waren diese Stoffe überhaupt nicht bekannt.

Die Moleküle der Sekundären Pflanzenstoffe schützen jedoch nicht nur die Pflanze vor den genannten Belastungen, sondern auch den menschlichen Organismus. Die Omega-3-Fettsäuren, welche die Pflanze vor Erstarrung bei tiefen Temperaturen schützen, sorgen im menschlichen Organismus z.B. für die Verbesserung der Fließeigenschaften des Blutes. Die Sekundären Pflanzenstoffe haben somit für den menschlichen Organismus keine Bedeutung als Energieträger; für die Verbrennung im

Rahmen der oxidativen Stoffwechselwege sind sie gleichsam „zu wertvoll“. Dafür übernehmen die Sekundären Pflanzenstoffe eine Reihe von Schutzfunktionen im Stoffwechsel des menschlichen Organismus.

Die Schutzfunktionen der Sekundären Pflanzenstoffe:

Die protektiven Funktionen der Sekundären Pflanzenstoffe lassen sich wie folgt gliedern; eine bestimmte Substanz kann jeweils mehrere Schutzfunktionen ausüben:

1) **Verhinderung** der **Entstehung** von Pro-Oxidantien und Freien Radikalen

2) **Neutralisierung** bzw. Abfangen von bereits entstandenen Freien Radikalen

3) **Hemmung** der Bildung von wirksamen Carcinogenen aus zugeführten Vorstufen, z.B. Hemmung der Bildung von krebserregenden Nitrosaminen aus dem zugeführten Nitritpökelsalz oder Nitrat; beispielsweise erbringt das *p-Cumarin*, welches in Karotten, Tomaten, Peperoni, und Beeren enthalten ist, diese Entgiftungsleistung. Eine weitere Substanz zur Verhinderung der Nitrosaminbildung ist die *Chlorogensäure*, welche in vielen Obst- und Gemüsesorten enthalten ist.

4) **Aktivierung enzymatischer Entgiftungssysteme**, z.B. der mikrosomalen Monooxygenase oder der Glutathion-S-Transferase durch *Isothiocyanate* in Kohlgemüsen; die Transferasen befreien den Organismus von Carcinogenen. Auch das *Allicin* und organische Schwefelverbindungen wie z.B. *Diallyl-Sulfid* (beide in Knoblauch, Zwiebeln, Bärlauch, Schnittlauch, Lauch) erbringen diese Entgiftungsleistung.

5) **Unschädlichmachen** von bereits in den Organismus eingedrungenen oder in diesem entstandenen Carcinogenen; hierzu sind z.B. *Indole* und

das *Allicin* im Knoblauch fähig. Das *Indol-3-Carbinol* aktiviert die Entgiftungsenzyme in den Mikrosomen der Leberzellen, so daß Carcinogene abgebaut werden können.

6) **Verhinderung** von chemischen Veränderungen (z.B. Methylierung) an der Erbsubstanz DNA, z.B. durch schützende *Isothiocyanate* in Kohlgemüsen oder durch *Phenole* (z.B. *Ellagsäure*) in Beeren.

7) **Ausschaltung** von unerwünschten **Östrogenwirkungen** an bestimmten Organen (z.B. Brustdrüse, Prostata) und an östrogenabhängigen Tumoren der genannten oder anderer Organe, indem sich die betreffenden Planzenstoffe als „*Phytöstrogene*" oder „*Scavöstrogene*" wie ein Schlüssel im Schloß an die Rezeptoren des Organs anlagern, so daß diese Rezeptoren („Schlüssellöcher") besetzt sind und von den unerwünschten krebsfördernden Östrogenen nicht mehr erreicht werden können. Weil die Phytöstrogene hierbei mit den schädlichen körpereigenen Östrogenen um die Rezeptoren wetteifern, nennt man dies „kompetitive Hemmung". Beispiele: *Isoflavonoide*, *Genistein* in Sojabohnen und anderen Hülsenfrüchten. Auch die *Indole*, welche in Kohlgemüsen und Brokkoli enthalten sind, gehören zu dieser Gruppe.

8) **Ankurbelung** der Bildung von Proteinen, welche die Sexualhormone binden, so daß diese keine Wirkung mehr entfalten können (z.B. *Isoflavonoide*). Solche Sexual-Hormon-Bindenden Globuline (SHGB) inaktivieren also die vorhandenen Sexualhormone. Beim Vorliegen hormonabhängiger Tumore (z.B. Mamma-Ca., Ovarial-Ca., Gebärmutter-Ca., Prostata-Ca., Pancreas-Ca.) ist es günstig, einen hohen Spiegel an inaktivierendem SHBG zu haben.

9) **Zellteilungsgifte/Antiproliferativ wirksame Substanzen**: Verhinderung unkontrollierter Zellteilungen (Mitosen), so daß ein Bösartiger Tumor nicht mehr wachsen kann (z.B. *Genistein* in Sojabohnen und anderen Hülsenfrüchten, Misosuppe, Tofu und Hauhechelwurzeltee)

10) **Anti-Angiogenese**: Verhinderung des Einsprossens von neuen Blutgefäßen in den Tumor, also Hemmung der sog. Angiogenese. Der wach-

sende Tumor ist auf eine optimale Blutversorgung durch neu einsprossende Gefäße angewiesen; gelingt es, dieses Einsprossen von neuen Gefäßen zu verhindern, „verhungert" der Tumor durch Mangel an Nährstoffen und Sauerstoff. Beispiel: *Genistein* in Sojabohnen und anderen Hülsenfrüchten, Misosuppe, Tofu und Hauhechelwurzeltee.

11) **Verhinderung** der **DNA-Synthese bei Tumorzellen** und somit Hemmung der Vermehrung (Proliferation) der Tumorzellen; diese antiproliferative Wirkung haben z.B. die *Saponine* in Sojabohnen.

12) **Verhinderung** des **Wachstums von Tumorzellen** durch Blockade verschiedenster Stoffwechselwege: hierzu sind z.B. *Terpene* und *ätherische Öle* geeignet, vorzugsweise das *Limonen* in Citrusfrüchten (Citronenöl), welches besonders wirkungsvoll das Wachstum von Brustkrebszellen, Bronchialcarcinomzellen und Ösophaguscarcinomzellen blockiert.

Anti-Carcinogenese durch Sekundäre Pflanzenstoffe (SPS):

Die biochemischen Wege der Entstehung von Krebszellen aus normalen Zellen und der anschließenden Entwicklung eines Bösartigen Tumors aus einzelnen Krebszellen sind äußerst komplex und in den meisten Einzelheiten wissenschaftlich noch nicht bekannt. Wegen der komplexen Einwirkungsmöglichkeiten der Sekundären Pflanzenstoffe (SPS) - sie sind in ihrer Gesamtheit ja nahezu „Alleskönner"- kann angenommen werden, daß sie auf alle Einzelschritte der Krebsentstehung Einfluß nehmen können. Freilich kommt es hierbei auch auf die Dosis an, welche dem Organismus und den betreffenden Organen, Geweben und Zellen als Schutzfaktor zur Verfügung steht. Die Summe aller protektiven Wirkungen der Sekundären Pflanzenstoffe in Gemüsen, Früchten und Gewürzen ist unbestreitbar: in Ländern mit niedrigerem Verzehr von Fleisch und gesättigten Fetten und mit hohem Verzehr von Gemüsen und Früchten, also z.B. in den Mittelmeerländern und in Japan, kommen

Krebserkrankungen weitaus weniger häufig vor als in Ländern mit hohem Verzehr von Fleisch und gesättigten Fetten und mit niedrigem Verzehr von Früchten und Gemüsen, also in Mitteleuropa und den USA.

Die biochemische Klassifizierung der Sekundären Pflanzenstoffe (SPS):

Es gibt noch keine verbindliche Einteilung der Sekundären Pflanzenstoffe. Eine Einteilung nach den Wirkungen ist noch nicht systematisiert worden; jede der Substanzen weist mehrere Wirkungen auf. Die nachfolgende Einteilung der Sekundären Pflanzenstoffe orientiert sich an den biochemischen Stoffklassen.

1. Die Flavonoide (Bioflavonoide) und Polyphenole (Phenole) – wie sie schützen und wo sie enthalten sind

Der Name der Flavonoide leitet sich von gelben Farbe („Curry") vieler Mitglieder dieser Familie antioxidativer und protektiver Pflanzenstoffe ab; andere Flavonoide sind blau-rot-violett („Auberginen", „Rote Weintrauben / Rotwein", „Rote Bete", „Heidelbeeren", „Rotkohl(Blaukraut). Flavonoide haben für die Pflanze selbst eine Bedeutung als Blüten- und Fruchtfarbstoffe, als Lockmittel für erwünschte Insekten und Abwehrwaffe gegen unerwünschte Fraßfeinde.

Im menschlichen Organismus zeigen die Flavonoide und Phenole folgende **pharmakologische Wirkungen**:
1) **Steigerung der Herzkraft** und der Durchblutung der Herzkranzgefäße
2) **Abdichtung der Gefäßwände** von Venen und Kapillaren, also Verminderung der Brüchigkeit und Durchlässigkeit von Blutgefäßen, somit eine Wirkung gegen Ödeme (Wasseransammlung in den Geweben),

Schutz vor Schwellungen und Schäden bei der Strahlentherapie (antiphlogistische Wirkung) und bei tumorbedingten Ödemen

3) **Steigerung der Harnausscheidung** über die Nieren (Diurese)

4) **Anti-Carcinogenese / Entgiftung**: Inaktivierung von krebserregenden Substanzen; besonders wirkungsvoll als Entgifter der Carcinogene sind diejenigen Flavonoide, die in Hülsenfrüchten, z.B. in der Sojabohne und in der Hauhechelwurzel, aber auch in Brokkoli, vorkommen.

5) **Kardioprotektion**: Senkung der Herzinfarkt-Wahrscheinlichkeit, insbesondere durch die Flavonoide in Rotwein, Roten Trauben, Rotkohl (Blaukraut), Heidelbeeren, roten Zwiebeln und Knoblauch.

6) **Verminderung der Histaminausschüttung**, somit Schutz vor Allergien bei allergischen Überreaktionen des Organismus;

7) **Radikalfängereigenschaften / antioxidative Wirkung**: Abfangen von Freien Sauerstoffradikalen, deshalb Schutz vor typischen Schädigungen durch Freie Radikale (Makuladegeneration, Grauer Star, Arteriosklerose, Oxidation des „bösen“ LDL-Cholesterins, Initiation von Krebszellen;

8) **Bildung von Schwermetallkomplexen** (Entgiftung von Blei, Cadmium, Quecksilber);

9) **antiproliferative und antineoplastische Wirkung:** die Flavonoidkarbonsäuren bremsen ungeordnetes Wachstum von entarteten Zellen und Krebszellen.

Zur Familie der Flavonoide / Phenole gehören folgende Bioaktive Substanzen, welche in nachgenannten Pflanzen vorkommen und folgende besondere Schutzwirkungen haben:

1) **Curcumin**: im Curry-Gewürz, aus dem Wurzelstock der javanischen Gelbwurz
2) **Pro-Anthocyanidine** und **Anthocyane**: Rote Trauben, Rotkohl (Blaukraut), Aubergine, Rote Bete, Heidelbeeren, Rote und Schwarze Johannisbeeren; die Anthocyane schützen insbesondere die Netzhaut des Auges bei Diabetes und bei Gefäßerkrankungen. Anthocyane hemmen den Abbau von Kollagenfasern und Elastinfasern nicht nur in der Gefäßwand, sondern auch in der Haut und wirken somit gegen vorzeitige Hautalterung.
3) **Capsaicin**: im Cayennepfeffer bzw. Chilies (Capsicum)
4) **Catechine**: im grünen Tee
5) **Quercetin**: in Zwiebeln, insbesondere in roten Zwiebeln
6) **Ellagsäure**: in der Walnuß und in Beerenfrüchten, insbesondere in Trauben, Erdbeeren, Himbeeren, roten und schwarzen Johannisbeeren
7) **Ferulasäure**: in Getreiden
8) **Isoflavonoide**: **Genistein** und **Daidzein**, zwei immens bedeutsame „**Phytöstrogene**“, welche sich also an sog. Östrogenrezeptoren in hormonabhängigen Zellen und Krebszellen anlagern und so das Wachstum entarteter Zellen bremsen. Dieser Mechanismus ist besonders wichtig bei Brustkrebs (Mamma-Carcinom) und beim Prostatakrebs, aber auch bei anderen Bösartigen Tumoren mit Hormonrezeptoren (z.B. auch beim Pankreas-Carcinom).

Genistein — der wirkungsvollste Anti-Hormon-Schutz gegen hormonabhängige Tumoren — kommt vor allem vor in *Hülsenfrüchten* der botanischen Familie „Fabaceae“, also in Erbsen, Bohnen, insbesondere in der Sojabohne und in *vergorenen Sojaprodukten* wie Miso und Tofu, sowie in der *Hauhechelwurzel* (*Ononidis Radix*), der getrockneten Wurzel der bei uns heimischen Dornigen Hauhechel (bot. Name Ononis spinosa L., Familie Fabaceae). Aus der apothekenüblichen Hauhechelwurzel kann ein Tee zubereitet werden, der aufgrund seines hohen Gehaltes an Genistein das Wachstum von hormonabhängigen Tumoren (z.B. Brustkrebs, Prostatakrebs, Gebärmutterkrebs, Eierstockkrebs, Hodenkrebs, Pankreaskrebs) behindern kann.

2. Die Carotinoide

Der Name „**Carotin**" leitet sich von der *Karotte*, also der *„gelben Rübe"* oder *„Möhre"*, ab, aus der das Carotin bereits 1831 als Reinsubstanz hergestellt wurde. Es hat somit sehr lange gedauert, bis die medizinische Wissenschaft die Bedeutung des Carotins erkannt hat - nicht zuletzt aufgrund der Forschungen des zweifachen amerikanischen Nobelpreisträgers Linus PAULING. Als „Carotinoide" wird eine Familie ähnlicher Substanzen von gelber bis roter Farbe bezeichnet. Carotinoide werden nur von höheren Pflanzen, Algen, Bakterien und Pilzen gebildet, nicht von Tieren; im Gegensatz zu den künstlich hergestellten Carotinen liegen die natürlichen Carotinoide in zwei Varianten mit sog. cis- und trans-Konfiguration vor. Letzterer Sachverhalt ist bedeutsam, weil die natürlichen Carotine (z.B. die aus Algen gewonnenen) eine weitaus bessere Schutzfunktion ausüben als das synthetische Carotin.
Die Mitglieder der **Carotinoid-Familie** können wie folgt gegliedert werden:
a) sauerstoffhaltige Carotinoide, z.B. das **Zeaxanthin**, welches die gelbe Farbe von Maiskörnern bewirkt und hitzelabil ist, also durch Kochen zerstört wird; dies gilt auch für andere sauerstoffhaltige Carotinoide z.B. im Grünkohl sowie in Spinat und Mangold.
b) sauerstoffreie Carotinoide, welche weitgehend hitzestabil sind und somit durch Erhitzen nicht zerstört werden: die drei Carotin-Arten **alpha-**, **beta-** und **gamma-Carotin** (wobei die natürlichen Carotine jeweils in den zwei Formen „cis" und „trans" vorliegen, während das synthetische beta-Carotin nur in einer Form vorliegt), und das **Lycopin**, dem roten Tomatenfarbstoff, und das **Capsanthin** der Paprika.
Carotinoide sind gleichsam Sensoren und Filter für Licht und schützen sowohl die Zellen der Pflanze als auch die Zellen der Tiere und des Men-

schen, welche die Carotinoide der verzehrten Pflanzen speichern, vor Lichteinwirkung; insbesondere die Haut wird vor Schädigungen durch ultraviolettes Licht, vor vorzeitiger Hautalterung und Hautkrebsentstehung, geschützt.
Lycopin schützt offenbar besonders gut die Zellen der Prostata und des Gebärmutterkörpers vor einer Entartung, also vor der Entwicklung zu Krebszellen.
Die **Hauptwirkung der Carotinoide** besteht darin, *erstens* das Entstehen Freier Radikale zu verhindern, und *zweitens* die bereits entstandenen Freien Radikale einzufangen und zu neutralisieren, so daß der durch die radikalischen, oxidativen Angriffe auf die Zelle entstandene Schaden begrenzt wird. Unter den verschiedenen Arten von Freien Radikalen und Radikalbildnern ist es vor allem der Singulett-Sauerstoff, eine angeregte, hochreaktive Form des Sauerstoffes, welcher von allen Carotinoiden, insbesondere aber vom Lycopin - dem Tomatenfarbstoff - inaktiviert wird. Die Carotinoide sind deshalb ein wichtiges Mitglied des antioxidativen Verteidigungsringes gegen Freie Radikale, zu dem auch die Ascorbinsäure (Vitamin C), die Tocopherole (Vitamin E), die Folsäure, die Alpha-Liponsäure und die antioxidativen Enzyme des Glutathionsystems, die Glutathionperoxidase, die Superoxiddismutase und die Katalase gehören. Die Carotinoide schützen als Antioxidantien die Zellen von pflanzlichen und tierischen Organismen vor Freien Radikalen, insbesondere die Erbsubstanz (DNA, RNA), die Zellproteine und die Zellmembranen, welche bekanntlich aus Lipiden mit empfindlichen, mehrfach ungesättigten Fettsäuren (PUFAs) bestehen. Wenn die Freien Radikale nicht durch die Carotinoide und die anderen Mitglieder der antioxidativen Verteidigung abgefangen werden, kommt es durch Lipidperoxidation an den Zellmembranen zur Bildung von Lipidradikalen und zu schweren Schädigungen der Zellfunktionen.

Carotinoide und die Bildung von Vitamin A: Nicht alle Carotinoide sind Vorstufen von Vitamin A (Retinoide); am besten kann natürliches beta-Carotin, welches im Gegensatz zu synthetischem beta-Carotin in zwei stereochemischen Varianten vorliegt, im Organismus zu Vitamin A aufgebaut werden.

Carotinoide und das Auge: In der Retina (Netzhaut) des Auges schützen die Carotinoide Lutein und Zeaxanthin, welche in grünen Blattgemüsen, gelben Paprika, Kürbis und Mais vorkommen, die Photorezeptorzellen besonders gut vor Freien Radikalen; beta-Carotin und Lycopin schützen besonders gut vor dem Grauen Star (Katarakt) und vor Makuladegeneration.

Carotinoide als Schutzfaktor gegen ungeordnetes Wachstum von Zellen: Einige Carotinoide, insbesondere Lycopin und beta-Carotin, verbessern den Informationsaustausch der Zellen untereinander mit dem Ziel, Wachstum und Teilungsraten zu kontrollieren. Diese anti-proliferative Funktion der Carotinoide leitet sich von dem Schutz der Lipidmembranen der Zellen (welche zusätzlich zu den Carotinoiden noch langkettige Omega-3-Fettsäuren benötigen) her. Bösartige Tumore zeichnen sich dadurch aus, daß das Wachstum ihrer Zellen unkoordiniert und unkontrolliert ist.

Carotinoide als Schutzfaktor gegen Krebs

In Ländern mit traditionell reichlichem Verzehr von Gemüsen, Früchten und anderen Pflanzen, wie z.B Seegräsern und Algen, welche einen hohen Gehalt an Carotinoiden haben, kommen Krebserkrankungen wesentlich seltener vor, ist die Krebssterblichkeit geringer als in Ländern mit niedrigem Verzehr dieser Lebensmittel. Hohe Carotinoidzufuhr ist ein Merkmal der japanischen Algenküche und der mediterranen Küche mit ihrem großen Verbrauch an Früchten und Gemüsen. Übereinstimmend mit diesen epidemiologischen Daten sind die im Blut gemessenen Carotinspiegel bei krebskranken Menschen niedriger als bei Menschen ohne nachgewiesene Krebserkrankung. Entsprechende Zusammenhänge zwischen der Höhe des Carotinoidspiegels im Blut und dem Risiko für Bösartige Tumore sind für den Gebärmutterhalskrebs, den Gebärmutterkörperkrebs, naso-pharyngeale Carcinome, Magen-Darm-Carcinome, Blasenkrebs und das Bronchialcarcinom gesichert. Es ist jedoch zu beachten, daß Carotinoide als Radikalfänger vor der *Entstehung* entarteter Zellen, also vor der Initiation von Tumorzellen, schützen —

und nicht gegen bereits vorhandene Krebszellen und Bösartige Tumore. Carotinoide sind also anti-carcinogen, indem sie Carcinogene ausschalten und in der ersten Phase der Initiation von Tumorzellen eine „Rückgängigmachung“ der Schädigungen bewerkstelligen können. Carotinoide sind jedoch *nicht* tumortoxisch, d.h. sie sind nicht in der Lage, Krebszellen zu „vergiften“. Einige sog. Interventionsstudien, bei denen Raucher hohe Dosierungen von synthetischem beta-Carotin erhielten, jedoch weiterhin rauchten, konnten keine Schutzwirkung des (synthetischen) beta-Carotins beweisen — offenbar aus dem Grunde nicht, weil bei diesen langjährigen Rauchern (und Ex-Rauchern) das Bronchialcarcinom bei Studienbeginn gewiß schon angelegt, jedoch noch nicht erkannt war.

Einige Arten von Carotinoiden schützen besonders gut bestimmte Organe vor der Entwicklung zum Bösartigen Tumor. So schützt das **Lycopin**, welches in nicht-genmanipulierten Tomaten aus mediterranem Anbau (auch in Glaskonserven aus sommerlichem Ernteüberschuß!) reichlich enthalten ist, besonders gut vor Prostatakrebs. Das **beta-Cryptoxanthin**, welches besonders reichlich in Pfirsichen, Papayas, Orangen, Mangos und Mandarinen vorkommt, schützt besonders gut vor Gebärmutterhalskrebs und vor dem Krebs der Gebärmutterschleimhaut (Endometrium-Carcinom). Vor dem Bronchialcarcinom schützen besonders gut das alpha-Carotin, welches in der Karotte und im Kürbis enthalten ist, das beta-Carotin, welches vor allem in Karotten, Kürbissen, Süßkartoffeln, grünen Blattgemüsen und Aprikosen vorkommt, sowie das Lutein und Zeaxanthin, welche reichlich im Mais, im Kürbis, gelben Paprika und in grünen Blattgemüsen vorkommt.

Welche Mengen an Carotinoiden braucht der Mensch?

Auch für gesunde Menschen, bei denen keine Krebserkrankung bekannt ist, können keine allgemeinen Dosierungsrichtlinien gegeben werden. Dies aus dem Grund, weil der Bedarf je nach individueller Anlage sowie familiären und individuellen Risiken höchst unterschiedlich ist.
Zur Versorgung des Organismus mit Vitamin A, welches im Stoffwech-

sel aus dem mit der Nahrung zugeführten natürlichem beta-Carotin hergestellt wird, ist die Aufnahme von etwa 6 mg natürlichem beta-Carotin täglich erforderlich. Zu beachten ist erstens, daß die Zufuhr einer Substanz nicht identisch mit der tatsächlichen Aufnahme sein muß — es gibt viele Hindernisse für eine Resorption von Nährstoffen. Zu beachten ist zweitens, daß das natürliche beta-Carotin ein Gemisch zweier räumlicher Varianten (sog. cis- und trans-Isomere) darstellt, während das synthetische beta-Carotin nur die sog. trans-Form des beta-Carotins enthält. Für die **körpereigene Vitamin A-Bildung** eignet sich das natürliche Gemisch der beiden Raum-Varianten des beta-Carotins am besten. Zur Nahrungsergänzung empfiehlt sich deshalb das aus der Alge Dunaliella salina gewonnene beta-Carotin in Kapselform, weil dieses die beiden natürlichen Varianten zu gleichen Anteilen enthält.

Menschen ohne nennenswerte Belastung durch exogene Schädigungen, wie z.B. Ozon, Photooxidantien, Sommersmog und endogene Schädigungen, wie z.B. Streß, gesteigerter Stoffwechsel, benötigen einen geringeren Blutspiegel an beta-Carotin als Menschen mit solchen Belastungen. Die zur Erreichung eines bestimmten Blutspiegels an Carotinoiden erforderliche Zufuhr mit der Nahrung oder als Nahrungsergänzung kann höchst unterschiedlich sein. Alter, Erkrankungen, Medikamente, Umweltgifte, zu geringer Fettgehalt der Nahrung und zu hoher Ballaststoffgehalt der Nahrung können die Aufnahme der Carotinoide aus dem Darm beeinträchtigen. Das Spektrum der Resorptionsrate von mit der Nahrung aufgenommenen Carotinoiden schwankt zwischen 1% und 50%. Da Carotinoide fettlöslich sind, benötigt der Mensch zu ihrer Resorption aus dem Darm die Nahrungsfette sowie reichliche Gallenflüssigkeit. Bei fettarmer Ernährung, bei Einnahme von Fettaufnahmeblockern, sowie bei vielen Erkrankungen mit Störungen des Gallensäurestoffwechsels sind somit die Voraussetzungen für eine Resorption der Carotinoide nicht gegeben. Da die Carotinoide fest in die Matrix der Pflanzenstruktur eingebaut sind, können Carotinoide aus Rohkost kaum resorbiert werden; die Pflanzenmatrix muß durch Kochen zuerst aufgeschlossen werden. Auch die Ballaststoffe aus der Nahrung oder aus Arzneimitteln (z.B. Flohsamen) können die Carotinoide an sich binden und zu deren Ausscheidung mit dem Stuhl führen.

Menschen mit erhöhtem Krebsrisiko oder mit manifesten Krebserkrankungen benötigen hohe Wirkstoffspiegel im Blut und entsprechend hohe Dosierungen, was die Zufuhr mit der Nahrung und Nahrungsergänzung betrifft. Gegebenenfalls müssen gleichzeitig zur Einnahme von Carotinkapseln fette Öle, wie z.B. Fischöl, Borretschsamenöl oder Schwarzes Johannisbeeröl, zur Verbesserung der Resorption eingenommen werden. Bei Mangel an Gallensäuren im Darm können Gallensäuren substituiert werden. Auf die zusätzliche Gabe von Ballaststoffen, z.B. zur Stuhlregulierung, sollte im Interesse einer optimalen Aufnahme der Carotinoide und der Erreichung eines optimalen Blut- und Gewebsspiegels verzichtet werden.

3. Lauchöle, Allicine und Sulfide - protektive Schwefelverbindungen in Knoblauch, Bärlauch, Schnittlauch, Küchenzwiebeln und Lauch (Porree)

Innerhalb der Familie der Lauchgewächse bzw. Liliengewächse (Alliaceae bzw. Liliaceae) gibt es einige Pflanzen, welche als Gemüse, als Gewürz und als hochwirksame Arznei gleichermaßen Bedeutung haben: den Knoblauch (Allium sativum L.), den Wilden Knoblauch oder Bärlauch (Allium ursinum L.), den Schnittlauch (Allium schoenoprasum L.), den Lauch oder Porree (Allium porrum L.), die Schalotte (Allium cepa L. var. ascalonicum) und die Küchenzwiebel (Allium cepa L. var. cepa). Die genannten Laucharten enthalten zahlreiche schwefelhaltige Verbindungen, von denen die **Alliine** am besten untersucht worden sind. Die Alliine sind geruchlose, wasserlösliche Substanzen, welche im unverletzten Pflanzengewebe so gut verpackt (gleichsam isoliert) sind, daß sie mit einem ebenfalls in der Pflanze vorhandenen Enzym, der **Alliinase**, nicht in Kontakt kommen. Wird die Pflanze verletzt - z.B. durch einen Fraßfeind oder beim Zerhacken - ermöglicht die Alliinase als Katalysator die Umwandlung des Alliins zu **Allicin** und anderen Umwandlungsprodukten, wie z.B. **Ajoen**. Die Allicine und die anderen Umwandlungsprodukte des Allins, welche als **Lauchöle** bezeichnet werden, sind für den typischen scharfen Lauchgeruch verantwortlich. Die ursprünglich in der unverletzten Lauchpflanze enthaltenen geruchlosen **Alliine** wirken als Leberschutzsubstanz und als sog ACE-Hemmer (Angiotensin concerting enzyme-Hemmer) zur Blutdrucksenkung und zum Gefäßschutz. Die nach der Verletzung der Lauchpflanze durch enzymatische Umwandlung entstandenen **Allicine** mit dem typischen scharfen Geruch sowie die **Ajoene** weisen ein wesentlich größeres arzneiliches Wirkungsspektrum auf: sie wirken antibiotisch gegen Bakterien, fungicid gegen Pilze (auch gegen Candida im Darm), töten Insekten und Darmparasiten (Amöben, Würmer) ab, können jedoch noch viel mehr. Allicine und Ajoene senken den Cholesterinspiegel, indem sie die körpereigene Bildung von Cholesterin in der Leber bremsen. Sie wirken gegen Arteriosklerose, indem sie als Antioxidans die Oxidation des LDL-Cholesterins durch Sauerstoffradikale verhindern und einige Enzyme aktivieren, welche antioxidativ wirksam sind, wie z.B. die Glutathion-Peroxidase. Bei Menschen ohne einen ausreichenden Spiegel an Allicinen im Blut wird das LDL-Cholesterin oxidiert und mit den sog. Schaumzellen in die Gefäßwand eingebaut - die Arteriosklerose schreitet rapid voran. Die Allicine und Ajoene greifen auch in den Stoffwechsel der Gewebshormone aus der Fettsäure-Serie (sog. Eicosanoide, Prostaglandine, Leukotriene, Thromboxane) günstig ein. Sie vermindern die Bildung entzündungsfördernder und thrombosefördernder Substanzen aus den ungünstigen Serien dieser Substanzfamilie, vermindern also die Neigung zu Thrombosen, senken den Fibrinogenspiegel und aktivieren die Fibrinolyse, also die Auflösung von Blutgerinnseln. Wegen der antientzündlichen Wirkung im Zusammenhang mit der Hemmung des Enzyms Lipoxygenase (ähnlich der Wirkung des Weihrauchharzes) sind die **Allicine** und **Ajoene** hilfreich bei **Asthma** und **chronisch-entzündlichen Erkrankungen**, wie z.B. **Arthritis**, **Morbus Crohn** und **Colitis ulcerosa**. Die schwefelhaltigen Inhaltsstoffe der Lauchgewächse (Allium-Arten) wirken desweiteren **tumortoxisch** und **wachstumshemmend** auf Tumore und einzelne Krebszellen. Laborversuche und Tierversuche haben die Eigenschaften der Lauchinhaltsstoffe als **Krebskiller** bestätigt. Besonders gut wirksam sind die Lauchinhaltsstoffe gegen Magenkrebs und Darmkrebs. Die Lauchinhaltsstoffe wirken jedoch

nicht nur wachstumshemmend auf bereits vorhandene Tumorzellen, sondern hemmen auch die Entstehung von neuen Krebszellen, indem sie die krebserregenden Stoffe (die Carcinogene) so umwandeln, daß sie ausscheidungsfähig sind. Außerdem vereiteln sie die Anlagerung der krebserregenden Stoffe an die Erbsubstanz der Zelle und aktivieren die körpereigene Krebsabwehr, indem sie die Killerzellen und die Freßzellen aktivieren, welche die Krebszellen angreifen und zerstören können. Die Schwefelverbindungen in den Laucharten wirken also mit höchst verschiedenen Mechanismen gegen Krebsentstehung (Initiation) und Tumorwachstum.
Für die Erzielung der genannten Heilwirkungen der Lauchinhaltsstoffe eignet sich wohl die *frische* Knoblauchzwiebel am besten - wenn sie vor dem Verzehr zerquetscht wird, so daß das reichlich vorhandene Enzym Alliinase wirksam werden kann. Bei getrockneten Knoblauchzwiebeln und bei gefriergetrocknetem Knoblauchpulver hängt es von der Herstellungstechnik ab, ob das Enzym noch vorhanden ist. Reich an Wirkstoffen sind auch fein zerschnittene Blätter des Bärlauchs (Wilder Knoblauch), welche in nativem Olivenöl aus traditioneller Produktion eingelegt sind und somit haltbar sind. Das so hergestellte **Bärlauchöl** enthält für lange Zeit die geruchsintensiven Umwandlungsprodukte des Alliins, welche beim Zerschneiden der Blätter durch enzymatische Umwandlung entstanden sind; das Olivenöl konserviert die wertvollen Inhaltsstoffe und steuert überdies noch selbst mit seinen tumortoxischen Inhaltsstoffen (z.B. Oleuropein, ein Secoiridoidglucosid) eine zusätzliche Anti-Krebs-Wirkung bei. Die Wirkung des Knoblauchs ist zweifelsohne an den typischen Geruch gebunden - ohne Geruch keine Wirkung! Vor dem Sammeln wild wachsenden Bärlauches wird wegen der Verwechslungsgefahr mit den giftigen Blättern des Maiglöckchens gewarnt!

4. Glucosinolate, die Ausgangssubstanz für eine weitere Sorte von schützenden Schwefelverbindungen, den Thiocyanaten oder Senfölverbindungen in Kohlgemüsen, Senfsamen, Kresse, Rettich und Meerrettich

Glucosinolate sind die Abwehrwaffen der Kohlarten (Kreuzblütlergemüse) gegen Bakterien und Fraßfeinde; sie haben somit eine den Lauchölen (Allicinen) bei den Lauchpflanzen vergleichbare Funktion: Die Glucosinolate sind zunächst harmlose Zucker-Schwefel-Verbindungen, welche in der Pflanze „gut verpackt" gespeichert werden; erst beim Zerstören der Gewebestruktur der Pflanze werden die Glucosinolate enzymatisch gespalten, wobei **Senföle** (**Isothiocyanate** und **Thiocyanate**, **Indole** und **Sulforaphan**) freigesetzt werden.

Die **Senföle** sind stechend riechende Verbindungen, wie sie etwa im Meerrettich enthalten sind. Sie sind antimikrobielle Wirkstoffe, d.h. sie haben eine antibiotische Wirkung gegen Bakterien. Glucosinolate sind vor allem in den Kohlgemüsen enthalten, also in Grünkohl, Weißkohl, Rotkohl (Blaukraut), Rosenkohl, Chinakohl, Wirsing und Brokkoli. Arzneiliche Bedeutung haben die Senföle aus dem Weißen Senfsamen und dem Schwarzen Senfsamen. Im Rahmen der Nährstoffmedizin („nutritional healing") bedeutsam sind die Senföle aus dem Meerrettich, aus Rettich und Radieschen, aus den Blütenknospen des Echten Kapernstrauches (Capparis spinosa L.), aus den Samen des Speisesenfes (Mostrich) und aus der Gemeinen Brunnenkresse.

Die krebshemmende Wirkung der **Thiocyanate** wurde in zahlreichen Tierversuchen und Laborversuchen mit menschlichen Zellkulturen nachgewiesen. Zur Gruppe der **Isothiocyanate** gehören zwei hochwirksame Substanzen: **Sulforaphan** und **Phenäthyl-Isothiocyanat (PEITC)**, welche in allen Kohlarten enthalten sind. Diese beiden Substanzen sind in der Lage, bereits in den Organismus eingedrungene Carcinogene zu neutralisieren und zur Ausscheidung zu bringen. Die Substanz PEITC im Kohl verhindert zusätzlich noch Angriffe krebserregender Stoffe auf die Erbsubstanz DNA in den Körperzellen.

Indole sind ebenfalls in Kohlgemüsen enthalten. Sie wirken gegen die Entstehung östrogenabhängiger Tumore, wie z.B. Brustkrebs und Prostatakrebs. Das **Indol-3-Carbinol** aktiviert Entgiftungsenzyme in der Leberzelle und fördert so die Ausscheidung von im Organismus gespeicherten Carcinogenen.

Neben der anti-carcinogenen Wirkung haben die **Senföle** aus der Kresse (Brunnenkresse, Kapuzinerkresse) noch eine besonders gute antibiotische Wirkung gegen Bakterien, welche Harnwegsinfekte und Prostataentzündungen erzeugen, sowie gegen Bakterien, welche im Magen Geschwüre erzeugen (Helicobacter).

Der haushaltsübliche Speisesenf enthält die Senföle der Senfsamen und die zugesetzten Gewürze, wie z.B. Chili und Pfeffer, Paprika, Gewürznelken, Currygewürz (Curcumin), Ingwer und Koriander, welche antioxidative, antimikrobielle und anti-carcinogene Eigenschaften haben. Ein hochwertiger Senf darf im Rahmen einer Anti-Krebs-Ernährung deshalb nicht fehlen.

Hinweis zur *Verarbeitung von Lebensmitteln mit hohem Glucosinolatgehalt*: Erhitzen, also z.B. Dünsten oder Kochen, vermindert nicht nur den Gehalt an Vitaminen und sauerstoffhaltigen, hitzelabilen Arten von Carotinoiden, sondern auch den Gehalt an Glucosinolaten. Sauerstofffreie, hitzestabile Arten von Carotinoiden hingegen, wie z.B. beta-Carotin oder Lycopin in Tomaten, bleiben auch bei längerem Kochen erhalten. Die Glucosinolate bzw. die in ihnen enthaltenen Schwefelverbindungen gehen überdies teilweise ins Kochwasser über. Der küchentechnische Ratschlag, das Kochwasser von Gemüsen zu trinken oder sonstwie zu verwenden, ist trotzdem gefährlich: im Kochwasser befinden sich nicht nur wertvolle Inhaltsstoffe der Gemüse, sondern auch noch die Nitrate aus landwirtschaftlicher Überdüngung und Treibhauskultur. Da diese Nitrate im Darm zu Nitrit und krebserregenden Nitrosaminen umgewandelt werden, ist das nitrathaltige Kochwasser von Gemüsen aus Massenproduktion als toxisch einzustufen und deshalb zu verwerfen. Kochen bzw. schonendes Dünsten in nitratfreiem Kochwasser (lesen Sie bitte die Analyseberichte Ihres Trinkwassers!) bedeutet also eigentlich Befreiung des Gemüses von Carcinogenen und anderen Toxinen! Aus den gleichen Gründen ist auch der Verzehr von ungekochten Gemüsen und Salaten aus nitratüberdüngtem Anbau nicht anzuraten: der Nitratgehalt eines Rettichs kann viel gefährlicher sein als die im Rettich enthaltenen Glucosinolate nützlich. Rohkost und Salate dürfen nur dann verzehrt werden, wenn Nitratdüngung mit Sicherheit ausgeschlossen ist.

5. Ätherische Öle und Terpene gegen Krebs in Kümmelöl, Nelkenöl, Rosmarin, Citronenöl, Basilikum, Kamille, Salbei und Pfefferminze

Ätherische Öle sind im Gegensatz zu den fetten Ölen *flüchtige* Verbindungen, d.h. sie verdampfen bei Raumtemperatur rückstandsfrei; sie werden nur von Pflanzen gebildet. In den aus Pflanzen gewonnenen ätherischen Ölen konnten Tausende von Substanzen rein dargestellt werden, welche einen aromatischen Geruch besitzen und chemisch meist den sog. **Terpenen** zugeordnet werden können. Ätherische Öle mit ihren Terpenen verleihen Blumen - wie z.B. dem Veilchen oder dem Flieder - ihren typischen Duft, aber auch Heil- und Küchenkräutern, wie z.B. der Gewürznelke, dem Rosmarin, dem Thymian oder Salbei, dem Kümmel oder den Citrusfrüchten. Berühmte Terpene sind die Wirkstoffe in den Blüten der Arnika (Arnica montana L.), die Wirkstoffe des Baldrians (Valeriana officinalis), des Mönchspfeffers (Vitex agnus castus L.) oder der Traubensilberkerze (Cimicifuga racemosa L.).

Das derzeit wohl berühmteste Terpen ist das **Taxol A** aus der nordamerikanischen Eibe (Taxus brevifolia), welches sehr erfolgreich als tumortoxischer Naturstoff bei metastasierendem Eierstockkrebs (Ovarialcarcinom) und Brustkrebs (Mammacarcinom) therapeutisch eingesetzt wird. Andere Taxane und Taxole wurden in der bei uns heimischen Eibe (Taxus baccata L.) und in anderen Eibenarten entdeckt.

In allen Citrusfrüchten enthalten ist das zu den Terpenen gehörende **Limonen**, welches vor allem im **Citronenöl** (Limonis aetheroleum) enthalten ist, welches aus den frischen Schalen der Citrone durch Pressung gewonnen wird und als Geschmacksbildner bzw. Aromastoff handelsüblich ist. Das *Limonen des Citronenöls* wirkt *anti-carcinogen*, indem es die Umwandlung der normalen Zelle zu einer Krebszelle behindert, und *tumortoxisch*, indem es die Tumorzellen direkt angreift. Im Tierversuch konnte bewiesen werden, daß Limonen das Wachstum von Tumorzellen bei Mäusen blockiert (G.Schünke/D. Kuhlmann, 1994). Offenbar wirkt das Limonen des Citronenöls besonders gut gegen Brustkrebs, Bronchialcarcinom und Speiseröhrenkrebs.

Limonen ist außerdem noch in den ätherischen Ölen des Echten Kümmels (Carum carvi L.), also im Kümmelöl enthalten; das Kümmelöl enthält zusätzlich das tumortoxische **Carvon**, auf welches nachfolgend noch eingegangen wird. Anmerkung: Der Echte Kümmel darf nicht mit dem Schwarzkümmel verwechselt werden. Weitere Quellen von Limonen sind die ätherischen Öle im Coriander und Kardamom.

Das **Kümmelöl**, also das ätherische Öl des Echten Kümmels, enthält das tumortoxische Terpen **Carvon** (ca. 50 - 65 %) und Limonen (30-40%). Weitere Terpene sind in zahlreichen Gewürzen, wie z.B. im Thymian, Anis, Salbei, Petersilie und Wacholder enthalten.

6. Phytosterine in Pflanzensamen und Nüssen als Wachstumshemmer für hormonabhängige Tumore

Phytosterine bzw. Phytosterole sind pflanzliche Verwandte des Cholesterins bzw. Cholesterols, welche im Darm des Menschen den Kreislauf des Nahrungscholesterins und des im menschlichen Organismus selbst gebildeten Cholesterins unterbrechen und so den Cholesterinspiegel senken. Bekannt hierfür ist das beta-Sitosterin.

Viele Phytosterine hemmen ein Enzym, welches für die Bildung von Dihydrotestosteron (DHT) aus Testosteron verantwortlich ist, und wirken so antiandrogen, also gegen männliche Hormone. Andere Phytosterine, insbesondere aus Brennesselwurzeln, hemmen ein Enzym, welches für die Umwandlung von männlichen Hormonen (Androgenen) in weibliche Hormone (Östrogene) verantwortlich ist (man nennt dieses Enzym „Aromatase“), und wirken so gegen den durch Östrogene vermittelten Wachstumsreiz auf hormonabhängige gut- und bösartige Tumore. Solche androgen- und östrogenabhängigen Tumore sind zunächst das nichtmaligne, also gutartige Prostata-Adenom (Benigne Prostata-Hyperplasie, BPH), desweiteren das Prostata-Carcinom, das Mamma-Carcinom (Brustkrebs), der Eierstockkrebs (Ovarialcarcinom), der Gebärmutterkrebs (Uterus-Carcinom), vermutlich auch das Pankreascarcinom.

Phytosterine sind vor allem in kaltgepreßten, nicht raffinierten Pflanzensamenölen, also z.B. im Sonnenblumenöl, im Sesamöl, Sojaöl, Schwarzkümmelsamenöl, Nachtkerzensamenöl, Borretschsamenöl, Johannisbeersamenöl und in den Samen selbst (z.B. in Sonnenblumenkernen, Kürbiskernen, Sesamkernen, Schwarzkümmelsamen, im Echten Kümmel) sowie in Nüssen enthalten. Hinsichtlich des Verzehrs von Nüssen ist zu betonen, daß geschälte und länger gelagerte Nüsse (z.B. Pistazien) oft „ranzig“ geworden sind und krebserregende Pilzgifte (Aflatoxine) enthalten, wenn sie von einem Schimmelpilz befallen sind. Der Verzehr von frischen Nüssen, welche allenfalls ungeschält kurzfristig gelagert wurden, ist zu empfehlen.

7. Saponine

Saponine sind bitter schmeckende Substanzen, welche in der Lage sind, Wasser und Fett zu emulgieren, also „Schaum“ zu bilden. Manche Saponine sind sogar Giftstoffe, andere werden als Arzneimittel gegen Husten zur Förderung der Verflüssigung zähen Bronchialsekretes, also zur Verbesserung der Expectoration, verwendet. Solche „Expectorantia“

sind vor allem in der Wurzel der Primel bzw. Schlüsselblume (Primula veris L.), in der Süßholzwurzel (Liquiritiae radix) und in Blättern des Efeus (Hedera helix L.) enthalten. Einige Saponine senken den Cholesterinspiegel, indem sie sich an das Cholesterin im Darminhalt anlagern und die Aufnahme des Cholesterins - sowohl des mit der Nahrung zugeführten Cholesterins als auch des vom Organismus selbst hergestellten Cholesterins - blockieren. Einige Saponine stimulieren die körpereigene Immunabwehr, indem sie die Aktivität bestimmter weißer Blutkörperchen (Lymphocyten) steigern. Andere Saponine schützen vor Darmkrebs, indem sie die Fettmembranen von Tumorzellen angreifen und die Proliferationsrate (Wachstumsrate) der Tumorzellen bei Darmkrebs vermindern. Cholesterinsenkende und **tumortoxische Saponine** sind vor allem in Hülsenfrüchten (in Sojabohnen, in anderen Bohnensorten, Erbsen, und Linsen), Spargel, Spinat, Roten Beten und Karotten enthalten. Saponine sind kaum hitzelabil, d.h. sie bleiben beim Kochen erhalten.

8. Phytöstrogene

Phytöstrogene sind pflanzliche Substanzen mit geringgradiger Östrogenwirkung, welche dadurch zustande kommt, daß die Molekülstruktur der Phytöstrogene eine gewisse Ähnlichkeit mit dem Östrogen hat. Phytöstrogene können aufgrund dieser Ähnlichkeit mit dem menschlichen Östrogen ein trickreiches Kunststück vollbringen: sie können sich an sog. Rezeptoren (gleichsam Schlüssellöcher) in hormonabhängigen Organen (z.B. Brustdrüse, Gebärmutter, Prostata) anlagern - ähnlich einem Schlüssel, welcher ins richtige Schloß paßt. Wenn dann das Schlüsselloch im Schloß sozusagen besetzt ist, können die „bösen" körpereigenen Östrogene, die das Wachstum von hormonabhängigen Krebsarten steigern, nicht mehr ins „Schlüsselloch". In Ländern mit hohem Verzehr von Pflanzen, welche Phytöstrogene enthalten, wie z.B. in Japan, besteht deshalb für Frauen und Männer ein etwa vier- bis fünffach geringeres Risiko, an Brustkrebs bzw. Prostatakrebs zu erkranken. Phytöstrogene sind in höchster Konzentration nämlich in Sojabohnen und vergorenen Sojabohnenprodukten (Miso, Tofu) enthalten.

Die gegenwärtig berühmteste Substanz aus der Gruppe der Phytöstrogene ist das **Genistein**. Genistein entsteht bei der Vergärung von Isoflavonoiden in der Sojabohne. Genistein ist ein hochwirksamer anti-carcinogenetischer und antitumoraktiver Wirkstoff; es blockiert die Östrogen-"Schlüssellöcher" in hormonabhängien Tumoren der Brustdrüse und der Prostata, und es verhindert darüberhinaus das Wachstum von Tumoren, indem es das Einsprossen von ernährenden Blutgefäßen in den Tumor bremst. Genistein ist also ein wirkungsvoller Hemmer der Gefäßneubildung, der Angiogenese bei Tumoren!
Weitere Phytöstrogene sind die **Lignane** in Vollkorngetreide und viele **Isoflavonoide** in Gemüsen.
Neben der anti-carcinogenetischen Wirkungen haben die Phytöstrogene noch eine gute Wirkung als „Östrogen-Ersatz" bei Wechseljahrsbeschwerden vor und nach der Menopause sowie bei anderweitigen Östrogenmangelzuständen auch bei jüngeren Frauen.

Zusammenfassung: die wichtigsten Pilz- und Pflanzeninhaltsstoffe mit Anti-Tumor-Wirkungen

Für alle Menschen, welche nach der Erstdiagnose eines Bösartigen Tumors durch eine chirurgische Intervention, also durch eine Operation, von diesem Tumor befreit wurden, evtl. mit cytostatischen Substanzen oder Strahlen nachbehandelt wurden oder solche Behandlungen noch vor sich haben, ist die folgende Frage von existentieller Bedeutung: was kann denn zusätzlich noch im Rahmen der Ernährung und Nahrungsergänzung mit krebspräventiven oder tumortoxischen Natursubstanzen gegen das Wiederauftreten des bekannten Tumors, gegen das Wachstum von Metastasen dieses bekannten Tumors, oder gegen das Wachstum eines bis dahin unbekannten Zweittumors getan werden? Die Beantwortung dieser grundlegenden Frage setzt die Kenntnis der Namen aller gegenwärtig bewährten anti-carcinogenetischen und tumortoxischen Naturstoffe voraus. Die Namen der pflanzlichen Krebskiller dienen der Orientierung innerhalb der Vielfalt der Krebskiller-Substanzen in Lebensmitteln, Nahrungsergänzungen und Arzneimitteln.

Die Liste der wichtigsten anti-carcinogenetischen und tumortoxischen Naturstoffe:

1) **Lentinane** und andere Pilzinhaltsstoffe in fernöstlichen Speisepilzen, wie z.B. dem Shiitake-Pilz und dem Reishi-Pilz (Mannentake).
2) **Flavonoide** als große Familie von gelben oder blau-rot-violetten Pflanzenfarbstoffen; zu den Flavonoiden gehören das **Curcumin** im Curry-Gewürz, die **Pro-Anthocyanidine** und **Anthocyane** in Roten Trauben, Blaukraut (Rotkohl), Roten Beten, Auberginen, Heidelbeeren Johannisbeeren, das **Capsaicin** im Cayennepfeffer, die **Catechine** im grünen Tee, das **Quercetin** in Zwiebeln, die **Ellagsäure** in Walnüssen und Beerenfrüchten, die **Ferulasäure** in Getreide, die beiden **Isoflavonoide Genistein** und **Daidzein** in Sojabohnen und anderen Hülsenfrüchten, in vergorenen Sojabohnenprodukten wie Miso und Tofu, sowie in der Hauhechelwurzel.
3) Die große Familie der **Carotinoide**, zu der die **Carotine**, insbesondere **alpha-**, **beta-** und **gamma-Carotin** in Karotten (Möhren, gelbe Rüben) und das **Lycopin** in Tomaten gehören.
4) **Lauchöle**, **Alliine** und **Allicine** in Knoblauch, Bärlauch, Lauch (Porree) und Zwiebeln.
5) **Glucosinolate**, **Thiocyanate** und **Senfölverbindungen** in Kohlgemüsen (Kreuzblütlergemüsen), Senfsamen, Kresse, Rettich und Meerrettich.
5) **Ätherische Öle** und **Terpene** in aromatischen Früchten, Beeren und Gewürzen, wie z.B. in Citronen, Rosmarin, Nelken, Salbei, Pfefferminze, Basilikum, Thymian, Kümmel, Anis, Koriander, Wacholder, Fenchel, Ingwer, Knoblauch, Paprika, Rettich und Senf. Am bedeutsamsten ist das **Taxol A** aus der Eibenrinde, welches das Wachstum von Brustkrebs hemmt, das **Limonen,** welches in Citrusfrüchten, im Citronenöl und im Kümmelöl enthalten ist, und das **Carvon**, welches im Echten Kümmel und im Kümmelöl enthalten ist.
6) **Phytosterine**, wie z.B. **beta-Sitosterin**, welche in kaltgepreßten, nicht raffinierten Pflanzensamenölen, wie z.B. im kaltgepreßten, nichtraffiniertem Sonnenblumenöl (Vorsicht: beim im Supermarkt handelsüblichen Sonnenblumenöl handelt es sich um raffiniertes Öl, das außer-

dem vorwiegend Linolsäure enthält!), in Sonnenblumenkernen, Kürbiskernen, Sesamkernen, Kümmel und in Nüssen vorkommen.
7) **Saponine** in der Sojabohne und in anderen Hülsenfrüchten (Bohnen, Erbsen,Linsen), Spargel, Spinat, Roten Beten und Karotten sowie in der Hauhechelwurzel.
8) **Phytöstrogene** in Sojabohnen und vergorenen Sojaprodukten (Miso,Tofu), allen voran der Angiogenese-Hemmer **Genistein**, welches bei der Vergärung von Sojabohnen entsteht, aber auch in der unvergorenen Wurzel der einheimischen Dornigen Hauhechel (Ononidis spinosa L.) in hoher Konzentration vorhanden ist.
9) **Omega-3-Fettsäuren**, wie z.B. die **Alpha-Linolensäure** in Leinöl, Hanföl, Wildkräutern und frostbeständigen Moosen und Farnen, die **Docosahexaensäure (DHA)** und **Eicosapentaensäure (EPA)** im Plankton, in Seegräsern und im Seetang sowie in Kaltwassermeeresfischen und im Fischöl. Das Öl von Kaltwassermeeresfischen (Hering, Makrele, Anchovis) ist hinsichtlich seines Gehaltes an DHA und EPA sowie der wünschenswerten Schadstoffarmut gegenüber dem Öl vom Zuchtlachs zu bevorzugen.

Lebensmittel und Gewürze mit Bioaktiven Substanzen gegen Krebs - die Rangliste der Krebskiller in Speisen und Getränken

Die bedeutendste tumortoxische Pflanze ist die Eibe, aus deren Rinde das derzeit beste Arzneimittel gegen das metastasierende Mammacarcinom (Taxol A) hergestellt wird; diese Substanz muß jedoch als Infusion verabreicht werden.

Die bedeutendste **Krebskiller-Nahrung** ist gegenwärtig der **Shiitake-Pilz**, welcher wegen seines Gehaltes an einer tumortoxischen und immunabwehrsteigernden Substanz (*Lentinan)* Krebszellen und Tumore bis zu wenigen Millimetern Durchmesser abtöten kann. Beim täglichen Anti-Tumor-Essen darf der Shiitake-Pilz oder der Reishi-Pilz nicht fehlen; die Zubereitungsweisen müssen die krebsabtötenden Inhaltsstoffe

weitgehend erhalten und der Verdauung bzw. Aufnahme im menschlichen Darm zugänglich machen.
Die anderen Lebensmittel mit anti-carcinogenetischen oder sogar tumortoxischen Wirkungen lassen sich nicht ohne Schwierigkeiten in eine hierarchische Gliederung bringen. Für alle Menschen, die bereits an einem Bösartigen Tumor leiden oder zumindest gelitten haben und ein Wiederauftreten dieses Tumors befürchten müssen, sind Substanzen mit **direkter tumortoxischer Wirkung** (der Tumor wird mit Giftstoffen angegriffen), mit **indirekter tumortoxischer Wirkun**g (der Tumor wird durch aktivierte Abwehrzellen angegriffen) oder mit **Anti-Angiogenese-Wirkung** (die für das Wachstum des Tumors notwendigen Blutgefäße können nicht mehr ausgebildet werden, so daß der Tumor „verhungert") am wichtigsten. Die **anti-carcinogenetischen Substanzen** greifen in den Prozeß der Entartung der Zelle ein, indem sie krebserregende Substanzen (Carcinogene) unwirksam machen und zur Ausscheidung bringen. Im strengen Sinne einer Strategie zur Abtötung des vorhandenen Tumors oder etwaiger noch verbliebener vereinzelter Tumorzellen sind alle Mitglieder dieser **Familie von Krebs-Killer-Pflanzen** gleich wichtig. Es ist wie bei einem Symphonieorchester: alle Instrumente müssen harmonisch zusammenwirken, und keines darf fehlen. In Analogie zum Begriff des "antioxidativen Symphonieorchesters" sprechen wir deshalb von einem **"anti-carcinogenetischen und tumortoxischen Symphonieorchester"**.

Rangliste 1:
Die Substanzen mit **wachstumshemmender, anti-angiogenetischer, indirekter oder direkter tumortoxischer** Wirkung in Pflanzen:

1) im oben beschriebenen **Shiitake-Pilz** und **Reishi-Pilz**

2) in der **Schale von Citrusfrüchten**, also in Citronen, Orangen, Grapefruits; die tumortoxischen Substanzen (**Limonen**) sind im ätherischen Öl der Schalen von Citrusfrüchten enthalten, welches unter dem handelsüblichen Namen „**Citronenöl**" geführt wird. Die Schale von Citrusfrüchten kann allerdings nur zubereitet und verzehrt werden, wenn sie

von unbehandelten Früchten stammt - also ohne Tauchbadanwendung, Versprühen von Chemikalien oder Aufsprühen von Wachsen. Auch eine Röntgenbestrahlung der Früchte muß ausgeschlossen werden können, da durch eine Röntgenbestrahlung die biochemische Struktur der tumortoxischen Substanzen „bombardiert" und zerstört wird. Die Alternative zur Zubereitung von Schalen der Citrusfrüchte (z.B. Orangenmarmelade mit Schalenstückchen) ist die küchenmäßige Verwendung des apothekenüblichen Citronenöls, z.B für süß-saure Fleisch- und Fischgerichte, Süßspeisen usw. Herkunft, Reinheit und Gehalt an Wirkstoffen solcher handelsüblicher ätherischen Öle müssen garantiert sein! Durch zu starkes Erhitzen können die flüchtigen (ätherischen!) Öle verloren gehen oder zerstört werden.

3) in den Samen des **Echten Kümmels**, wie er hierzulande traditonell als Küchengewürz verwendet wird. Im Programm der Krebs-Killer-Nahrung darf der Kümmel deshalb nicht fehlen. Wenn zur Tumorabwehr eine größere Menge der tumortoxischen Inhaltsstoffe des Kümmels bzw. des **Kümmelöles,** des **Carvons** und des **Limonens**, zugeführt werden soll, muß auf das handelsübliche Kümmelöl zurückgegriffen werden. Das Kümmelöl kann bei der Zubereitung von Suppen, Saucen, Salaten und vielen anderen Gerichten und Getränken verwendet werden. Der Phantasie sind hier kaum Grenzen gesetzt; eine zu starke Erhitzung ist zu vermeiden, weil die wertvollen ätherischen Öle flüchtig sind!

4) Die *vergorenen Sojabohnenprodukte* **Miso** und **Tofu („Sojakäse")** sowie ein **Teeaufguß** der **Hauhechelwurzel** (Ononidis Radix) sind wegen ihres Gehaltes an **Genistein** eine wirkungsvolle Waffe gegen die Blutversorgung des Tumors, welche der Tumor für sein Wachstum benötigt, und desweiteren gegen den hormonellen Wachstumsreiz bei hormonabhängigen Tumoren (Brustkrebs, Eierstockkrebs, Gebärmutterkrebs, Pankreascarcinom und anderen Tumoren). Tee aus Hauhechelwurzel, Miso und Tofu wirken sozusagen als Angiogenese-Hemmer und als Phytöstrogen.

5) Die Familie der **Lauchgewächse**, also der Lauch (Porree), Knoblauch, Bärlauch (Wilder Knoblauch) mit ihren tumortoxischen Schwefelverbindungen, den Lauchölen, Alliinen und Allicinen.

6) Die Familie der **Kohlgemüse** (**Kreuzblütler**) , also Grünkohl, Weißkohl, Rotkohl (Blaukraut), Rosenkohl, Chinakohl, Wirsing, und Brokkoli, sowie **Senfkörner**, **Rettich**, **Meerrettich**, **Radieschen**, **Kapuzinerkresse**, **Brunnenkresse** mit ihren schwefelhaltigen Inhaltsstoffen, den **Glucosinolaten** oder **Senfölen**, den **Thiocyanaten**, **Isothiocyanaten**, **Indolen**, dem **Sulforaphan** und dem als *Phytöstrogen* wirksamen **Indol-3-carbinol**.

7) **Ingwer:** Die frische Ingwerwurzel enthält als bekanntesten Inhaltsstoff das **Gingerol**, welches eine hilfreiche Wirkung gegen Kopfschmerzen, Migräne, Gelenkentzündung, Durchblutungsstörungen und Blutgerinnsel (Thrombosen) hat - also eine Wirkung, welche derjenigen der Acetylsalicylsäure (ASS) ähnlich ist. Gegenwärtig wird die wachstumshemmende Wirkung des Gingerols auf Tumorzellen wissenschaftlich erforscht. Sowohl in Laborversuchen an tierischen und menschlichen Zellkulturen als auch in Tierversuchen hatte sich gezeigt, daß Gingerol, der Hauptwirkstoff des Ingwers, *das Wachstum von Krebszellen hemmt.* Ingwer sollte deshalb im Rahmen einer Krebs-Killer-Ernährung nicht fehlen - sei es als Gewürz in Speisen und Getränken, oder als Beilage zu anderen Speisen.

8) Die **Hülsenfrüchte** (**Sojabohne,** andere **Bohnensorten**, **Erbsen**, **Linsen**) mit ihren **Saponinen**, welche offenbar die Lipidmembranen der Krebszellen angreifen und die Wachstumsrate bei Darmkrebszellen vermindern. Die Hülsenfrüchte enthalten zusätzlich noch Flavonoide, Phytosterine und Phytöstrogene.

9) **Vollkorngetreide** und **Leinsamen** mit ihren **Lignanen**, welche als Phytöstrogene das Wachstum hormonabhängier Tumore hemmen.

10) Der **Sellerie** als Wurzelgemüse mit seinem tumortoxischen Inhaltsstoff **Limonen**, einem ätherischen Öl, welches Krebszellen abtöten kann.

Rangliste 2:
Pflanzen mit Inhaltsstoffen, welche Freie Radikale abfangen und die Entwicklung zur Krebszelle hemmen

Die folgenden Pflanzen enthalten entweder zusätzlich oder als alleinigen Hauptwirkstoff solche Substanzen, welche die Entwicklung von der normalen Zelle zur Krebszelle durch die Einwirkung von krebserregenden Substanzen, Freien Radikalen und Pro-Oxidantien verhindern. Die Wirkung dieser Pflanzen ist also erstens eine **Radikalfängerwirkung**, zweitens eine **anti-carcinogenetische** Wirkung.

1) Alle Pflanzen, also Früchte, Gemüse und Gewürze, welche **Carotinoide**, also das natürliche Gemisch aus den **Carotinen** und **Lycopin** enthalten. Zu diesen Pflanzen gehören die **Karotte (gelbe Rübe, Möhren)**, die **Tomate** (aus mediterranem Anbau, nicht gentechnisch manipuliert, nicht röntgenbestrahlt, nicht nitratgedüngt): Carotinoide und Lycopin schützen vor der Entstehung von Krebszellen und vor der Zusammenballung von vereinzelten Tumorzellen zu einem soliden Tumor. Was das beta-Carotin betrifft, ist *erstens* hervorzuheben, daß in der Natur das beta-Carotin in zwei stereochemischen Varianten vorkommt, welche wirkungsvoller sind als das synthetische beta-Carotin. *Zweitens* ist zu betonen, daß die Aufnahme der Carotinoide aus den verzehrten Pflanzen nicht ohne weiteres garantiert ist - die Vorstellung, daß alles, was der Mensch verzehrt, auch verdaut werde und dann nach der Aufnahme (Resorption) durch die Darmschleimhaut hindurch dem Organismus zur Verfügung stehe, kann tragische Folgen haben: nämlich dann, wenn ein krebsgefährdeter oder krebskranker Mensch carotinhaltige Pflanzen verzehrt, deren Carotinoide dann aus bestimmten Gründen gar nicht richtig in den Organismus aufgenommen werden.
Zu den wichtigsten Hindernissen für eine wünschenswerte Resorption

der Carotinoide als Inhaltsstoff von verzehrten Pflanzen gehören:
a) die Tatsache, daß die Carotinoide in den Pflanzenzellen zunächst weitgehend unverdaulich abgeschirmt sind und erst aufgeschlossen werden müssen, z.B. durch schonendes Erhitzen; aus Rohkost und Salaten lassen sich Carotinoide nur zu einem geringen Anteil resorbieren,
b) die Tatsache, daß Carotinoide fettlöslich (lipophil) sind, d.h. daß sie nur bei Anwesenheit von Fetten ausreichend aufgenommen werden können. Bei fettarmer Kost ist die Resorption nicht in dem wünschenswerten Maße möglich. Für die Zubereitung carotinhaltiger Früchte, Gemüse und Gewürze sollten deshalb geeignete Speiseöle verwendet werden. Als geeignet können nur solche Speiseöle gelten, welche keine gesundheitsschädlichen Eigenschaften aufgrund der Fettsäurenzusammensetzung haben. Abzulehnen sind deshalb alle Fette und Öle mit vorwiegend gesättigten Fettsäuren, also tierische Fette (Butter, Butterschmalz, Schweineschmalz, Gänseschmalz), Kokosfett und Palmkernfett, sowie erst recht alle künstlich gehärteten Fette (hydrierte Fette), also Margarine und Fritierfette. Weniger empfehlenswert sind auch diejenigen Pflanzenöle, welche vorwiegend Linolsäure und Arachidonsäure enthalten, also Sonnenblumenöl, Distelöl, Maisöl. Diese Speiseöle wurden jahrelang wegen ihres Gehaltes an sog. essentiellen, mehrfach ungesättigten Fettsäuren als gesund eingestuft. Übersehen wurde dabei, daß der Gehalt an essentiellen Fettsäuren sich vorwiegend auf die Linolsäure beschränkte, welche bei der typischen Ernährung in Mitteleuropa und den USA ohnehin im Übermaß zugeführt wird.

c) die Tatsache, daß die Carotinoide von den Ballaststoffen, die allgemein als „gesund" propagiert werden, ebenso gebunden werden wie unerwünschte Giftstoffe, d.h., daß bei ballaststoffreicher Ernährung Carotinoide mit dem Stuhl ausgeschieden werden und somit verloren gehen.

Für alle Menschen mit Krebserkrankungen und alle Menschen mit erhöhtem Krebsrisiko ist es wichtig zu wissen, daß die Carotinoide, insbesondere Beta-Carotin (sowohl dasjenige natürlicher Herkunft, welches ein Gemisch zweier Stereovarianten ist, als auch das synthetische Beta-Carotin), *nicht tumortoxisch* sind, also nicht in der Lage sind, bereits vorhandende Krebszellen oder gar vollendete Tumore zu töten. Das **Beta-Carotin**, insbesondere dasjenige *natürlicher Herkunft* aus Algen, ist jedoch in der Lage, als extrem potentes Antioxidans die *gesunden* Zellen, z.B. auch die Abwehrzellen (Killerzellen), vor Freien Radikalen, Pro-Oxidantien und Carcinogenen zu schützen und die Entwicklung zur Krebszelle zu verhindern bzw. die bereits begonnene Entartung rückgängig zu machen.

Die *natürlichen* Beta-Carotine können im menschlichen Stoffwechsel zu **Vitamin A** aufgebaut werden; aus diesem Grund wird das Beta-Carotin oft auch als „Pro-Vitamin A" bezeichnet. Nicht alle Carotine können jedoch zu der „Endstufe", zum Vitamin A, aufgebaut werden. Dies ist jedoch wichtig - weil - im Gegensatz zum Beta-Carotin - das Vitamin A tumortoxisch ist, d.h. auch bereits fertig entwickelte Krebszellen und Tumore gleichsam als Giftstoff für Tumore angreift. Vitamin A wirkt antiproliferativ, ist also gegen das unkontrollierte Wachstum von Zellen gerichtet.
Bei Menschen mit nachgewiesenen Bösartigen Tumoren wurden bei der Erstdiagnostik häufiger niedrige Beta-Carotinspiegel im Blut festgestellt als bei Menschen ohne nachgewiesene Krebserkrankungen. In Regionen mit traditionell hohem Verzehr von Tomaten, wie z.B. Italien, kommen Krebserkrankungen wesentlich weniger häufig vor als in Regionen mit geringerem Tomatenverbrauch.
Tomaten enthalten freilich nicht nur Carotinoide, insbesondere Lycopin, sondern noch eine große Zahl anderer, weitgehend unerforschter Pflanzenstoffe (z.B. duftende Terpene) mit vermutlich ebenfalls tumortoxischer Wirkung. Der tägliche Verzehr großer Mengen von Tomatensauce nach italienischem Vorbild (Tomaten, hochwertiges Olivenöl, Knoblauch, Peperoncini) ist ein „Muß" für alle Krebskranken und Krebsgefährdeten — zusätzlich sollte noch natürliches, aus Algen gewonnenes Beta-Carotin als Nahrungsergänzung eingenommen werden.

2. Alle Pflanzen, welche **Flavonoide** und **Phenole** enthalten, wobei die **Anthocyane** (in **Roten Trauben, Rotwein, Blaukraut/Rotkohl, Roten Zwiebeln, Auberginen, Roten Beten, Heidelbeeren, Schwarzen** und

Roten Johannisbeeren) mengenmäßig am bedeutsamsten sind. **Currygewürz** aus der javanischen Gelbwurz enthält **Curcumin**, **Cayennepfeffer** enthält **Capsaicin**, **Grüner Tee** enthält **Catechine, Walnüsse** und **Beerenfrüchte** (**Trauben, Johannisbeeren, Himbeeren, Erdbeeren, Heidelbeeren**) enthalten die **Ellagsäure**, welche die Entstehung von Krebszellen als Folge der Einwirkung von Carcinogenen (z.B. Benzpyren) hemmt.

Gelbe Zwiebeln und **Grünkohl** enthalten **Quercetin**, ein Flavonoid, welches offenbar vorwiegend die Entwicklung von Dickdarmkrebs hemmt.

3) **Natives Olivenöl aus traditioneller Produktion** enthält neben dem hohen Anteil an einfach ungesättigten Fettsäuren (MUFAs, „mono-unsaturated fatty acids") und dem geringeren Anteil an mehrfach ungesättigten Fettsäuren (PUFAs, „poly-unsaturated fatty acids") noch eine Vielzahl anderer anti-carcinogenetischer und tumortoxischer Substanzen, welche offenbar der Substanzgruppe der angenehm duftenden Terpene angehören. Am bekanntesten ist gegenwärtig das **Oleuropein**, ein bitter schmeckendes Terpen mit **Schutzwirkung gegen die Entwicklung von Krebszellen.** Je aromatischer ein Olivenöl duftet, desto mehr tumortoxische Terpene enthält es. Die Vielzahl der protektiven Substanzen in der Olive und ihrem natürlichen Öl ist freilich nur dann im handelsüblichen Olivenöl enthalten, wenn das Öl streng aus traditoneller Produktion stammt: Hügelige Lagen sprechen eher dafür, daß der Einsatz von Chemikalien, wie z.B. Reifungsmitteln, zur maschinellen Ernte, wie sie in großen Ebenen durchgeführt wird, nicht erforderlich war. In hügeligen Lagen über dem Meeresspiegel ist auch der Einsatz von Schädlingsbekämpfungsmitteln nicht erforderlich. Außerdem können in hügeligen Lagen die Oliven nur von Hand gepflückt oder mit Hilfe von Stangen heruntergeschlagen werden. Die vielfältigen Schutzwirkungen haben nur das nicht-raffinierte, unfiltrierte, *kaltgepreßte* Olivenöl, oder *Tropföl* ohne mechanische Pressung. Das Olivenöl aus der Raffinerie ist weder schmackhaft noch enthält es irgendwelche zusätzliche schützende Substanzen.

4) **Omega-3-Fettsäuren** mit zahlreichen Schutzfunktionen im menschlichen Stoffwechsel, auch mit krebspräventiver Wirkung, können nur von Pflanzen in sehr kalten Lebensräumen hergestellt werden. Die Muttersubstanz der Familie der Omega-3-Fettsäuren, die **Alpha-Linolensäure**, ist in Moosen, Farnen und frostbeständigen Kräutern sowie in den Samen des Hanfes (Hanföl), des Leins oder Flachses (Leinöl, Flachsöl), der Schwarzen Johannisbeere (Schwarzes Johannisbeersamenöl) und in Walnüssen bzw. im Walnußöl enthalten. Nur das Fleisch wild lebender Tiere, welche noch Moose, Farne und Kräuter in kalten Regionen fressen, enthält die aus den Pflanzen stammenden Omega-3-Fettsäuren. Das Fleisch von Tieren aus Massentierhaltung enthält kaum Omega-3-Fettsäuren, welche der tierische Organismus gar nicht selbst herstellen kann, sondern im wesentlichen gesättigte Fettsäuren (welche eindeutig der Krebsentwicklung förderlich sind) und die beiden Omega-6-Fettsäuren Linolsäure und Arachidonsäure. Dies gilt auch für den Zuchtlachs. Die bedeutendsten Omega-3-Fettsäuren sind zwei langkettige, mehrfach ungesättigte Fettsäuren, von denen sich der Laie lediglich die Abkürzungen merken sollte: **DHA** und **EPA**. **DHA** steht für „Docosa-hexaensäure“, **EPA** steht für Eicosapentaensäure. DHA und EPA können nur vom Plankton, von Algen, Seegräsern und Seetang in kalten Meeresgewässern hergestellt werden. In den Fischen, welche von diesen Meerespflanzen leben, reichern sich DHA und EPA an. Im Öl von Zuchtlachs sind DHA und EPA in viel geringerem Maße enthalten als im Hochseefisch (z.B. Hering, Makrele) aus kalten Gewässern. DHA und EPA haben vielfältige Schutzfunktionen im menschlichen Organismus, indem sie Ausgangsstoffe für die körpereigene Produktion von bestimmten **Gewebshormonen** und Mediatoren mit günstigen Wirkungsprofilen sind. DHA ist überdies noch ein protektiver Bestandteil aller Zellmembranen des menschlichen Organismus sowie der Netzhaut (Retina) des Auges und der weißen Substanz des Gehirns, welche gleichsam als Isoliermaterial für die elektrisch leitenden Nervenfasern dient. **DHA** ist deshalb bei den neurodegenerativen Erkrankungen im Alter, insbesondere bei der **Alzheimerschen Erkrankung,** in großer Menge als Nahrungsergänzung zuzuführen. Zu den Gewebshormonen der Omega-3-Serie gehören Eicosanoide (also: Prostaglandine, Leukotriene und Thrombo-

xane) der *günstigen Serien*, welche die Zellmembranen schützen, Entzündungen hemmen, die Fließeigenschaften des Blutes verbessern und die körpereigene Immunabwehr steigern - auch die Abwehr gegen Krebszellen.
Alpha-Linolensäure sollte dem Organismus zur Steigerung der Immunabwehr und zur Verbesserung der Fließeigenschaften des Blutes mit Johannisbeeren, Leinsamen, Leinöl, Hanföl oder Schwarzem Johannisbeersamenöl zugeführt werden.

DHA und **EPA** können nur mit Seetang (japanische Algenküche), mit Hochseefisch (Makrele, Hering) oder mit verkapseltem Öl vom Hochseefisch oder Lachs zugeführt werden. Die Zufuhr großer Mengen von DHA und EPA in therapeutischer Absicht ist nur mit verkapseltem Öl vom Hochseefisch oder Lachs möglich. Bei Herz-Gefäß-Komplikationen wie Herzinfarkt, Hirnschlag oder arterieller Verschlußkrankheit sowie bei Bösartigen Tumoren können bis zu 9 Gramm Fischöl täglich empfehlenswert sein.

5) **Gamma-Linolensäure** (**GLA**) aus der Familie der **Omega-6-Fettsäuren**, zu denen auch die Linolsäure und die „böse" Arachidonsäure gehört, sollte bei entzündlichen Begleitreaktionen bei Bösartigen Tumoren, bei Allergien, Autoimmunerkrankungen, chronisch-entzündlichen Erkrankungen (z.B. Morbus Crohn, Colitis ulcerosa), entzündlichen schmerzhaften Schwellungen und Ödemen (vor allem bei Hirntumoren) zugeführt werden. GLA ist im fetten Öl der **Nachtkerze**, des **Borretschs** und der **Schwarzen Johannisbeere** enthalten. Borretschöl und Schwarzes Johannisbeersamenöl sind dem Nachtkerzenöl hinsichtlich des Gehaltes an GLA überlegen. Das Schwarzkümmelöl enthält nahezu keine GLA. GLA sollte im allgemeinen in wesentlich geringerem Umfange als die Omega-3-Fettsäuren Alpha-Linolensäure, DHA und EPA zugeführt werden. Als *Nahrungsergänzung* können Kapseln mit **Nachtkerzensamenöl**, **Borretschsamenöl** oder **Schwarzem Johannisbeersamenöl** zugeführt werden. Im Gegensatz zum Nachtkerzenöl und zum Borretschöl enthält das Öl der Schwarzen Johannisbeersamen jedoch noch zusätzliche Omega-3-Fettsäuren, insbesondere Alpha-Linolen-

säure, so daß der wünschenswerte Ausgleich zwischen Omega-3-Fettsäuren und Omega-6-Fettsäuren beim Johannisbeersamenöl fast in idealer Weise gegeben ist.

Die *fetten Öle* aus den Samen des Schwarzkümmels, des Borretschs und der Johannisbeere enthalten je nach Herstellungsprozeß (ideal sind: kalte Pressung, keine Filtration, keine Raffination) als Beimengung noch *ätherische Öle*, wie z.B. Terpene, Carvon, Limonen oder Oleuropein mit Anti-Tumor-Wirkungen. Der charakteristische Geruch dieser Samenöle rührt von den ätherischen Ölen her.

Die GLA-DHA-EPA-Therapie

Die **GLA-DHA-EPA-Therapie** nach der **unserer Formula** beruht auf den wissenschaftlichen Forschungsergebnissen des zweifachen amerikanischen Nobelpreisträgers Prof. Linus Pauling hinsichtlich der Antioxidantien und auf den Forschungsergebnissen der drei Nobelpreisträger im Jahre 1982, Prof. S. Bergström, Prof. B. Samuelsson und Prof. J. Vane hinsichtlich der Fettsäuren und Gewebshormone (Eicosanoide, Prostaglandine, Leukotriene, Thromboxane) sowie auf den eigenen praktischen Erfahrungen bei der ärztlichen Behandlung von Allergien, entzündlichen Erkrankungen und Bösartigen Tumoren.

Die Abkürzung „**GLA**“ steht für die **G**amma-**L**inolensäure (gamma linolenic acid) aus der Familie der Omega-6-Fettsäuren. GLA ist in dem fetten, kaltgepreßten Öl aus den Samen der Nachtkerze, des Borretschs und der Schwarzen Johannisbeere enthalten. Entgegen landläufiger Annahme enthält das Schwarzkümmelöl nahezu keine GLA.

Die Abkürzungen „**DHA**“ und „**EPA**“ stehen für die beiden Omega-3-Fettsäuren **D**ocosa**h**exaensäure und **E**icosa**p**entaensäure, welche nur von Meeresalgen und Seegräsern (Plankton, Seetang) gebildet werden können und im fetten Öl des Hochseefisches gespeichert werden. Das Prinzip der *variablen Kombination dieser drei mehrfach ungesättigten*

Fettsäuren, welche die Bildung von bestimmten Serien der Prostaglandine, Leukotriene und Thromboxane beeinflußt, ist das mengenmäßige Überwiegen der Omega-3-Fettsäuren gegenüber den Omega-6-Fettsäuren. Je nach Erkrankung — z.B. bei Allergien, Autoimmunerkrankungen, chronisch-entzündlichen Erkrankungen, ödematösen Begleitzuständen bei Bösartigen Tumoren, Immunabwehrstörungen - haben sich bestimmte Mengenverhältnisse zwischen den beiden Fettsäurefamilien bewährt. Die jeweilige individuelle, vom Arzt zu bestimmende Kombination ist leicht dadurch einzuhalten, daß täglich eine bestimmte Anzahl von Kapseln mit Fischöl vom Hochseefisch (welcher gehaltvoller und schadstoffärmer als Zuchtlachs ist!), mit Nachtkerzenöl, Borretschöl und Schwarzem Johannisbeeröl verzehrt wird.

5. Kapitel:

Speiseöle und Speisefette - ihre Bedeutung für die Entstehung und die Verhinderung von Bösartigen Tumoren:

Omega-3-Fettsäuren, Omega-6-Fettsäuren, einfach ungesättigte Fettsäuren, Trans-Fettsäuren, gesättigte Fettsäuren.

Fette sind bei Raumtemperatur von fester, streichfähiger Konsistenz, **fette Öle** hingegen sind bei Raumtemperatur flüssig. Beim Erhitzen von Fetten und Ölen im Rahmen der küchentechnischen Zubereitung von Speisen ist kein derartiger Unterschied hinsichtlich der Konsistenz mehr erkennbar. Fette und Öle haben bisher in der Ernährungswissenschaft und Medizin, aber auch in den Laienmedien wenig Beachtung gefunden. Fett in der Nahrung gilt allgemein als „ungesund", andererseits sind Fette als Geschmacksvermittler bei der Zubereitung von Speisen unentbehrlich. Die genaue Unterscheidung zwischen verschiedenen Arten von Fetten und Ölen ist noch nicht gebräuchlich. Fette und Öle werden allgemein als bloße Energieträger angesehen, d.h. als „Brennstoff" für den oxidativen Stoffwechsel des menschlichen Organismus - Fette werden verbrannt, wobei Energie frei wird. Im Bewußtsein der etablierten Medizin und der Öffentlichkeit fehlt meist die Erkenntnis, daß manche Fette und Öle von bestimmter Fettsäurezusammensetzung nicht nur „Brennmaterial" sind, sondern Ausgangssubstanzen für eine komplexe Familie von sog. **Gewebshormonen** und **Mediatorsubstanzen**, die als **Prostaglandine**, **Eicosanoide**, **Leukotriene** und **Thromboxane** bezeichnet werden. Die Mitglieder dieser Familie von Gewebshormonen haben oft vollkommen gegensätzliche Wirkungen, so sind z.B. die Produkte der einen Serie anti-entzündlich, bronchialerweiterend, während die Produkte der anderen Serie entzündungsfördernd und bronchialverengend sind.

Der menschliche Organismus als „biochemische Verbrennungsmaschine“ mit oxidativem Stoffwechsel verbrennt also die Nahrungsbestandteile mit Hilfe des eingeatmeten und aktivierten Sauerstoffes zur Energiegewinnung. Ein Teil der Nahrungsbestandteile wird nicht verbrannt, sondern als Bausubstanz benutzt; so werden z.B. Aminosäuren aus verzehrtem Protein nicht unbedingt nur verbrannt, sondern auch in den Organismus eingebaut. Die **Fette** sind die *dritte große Gruppe von Nahrungsbestandteilen*, die solchen Zwecken dienen - neben den **Kohlenhydraten** und den **Proteinen**. Die Fette unterscheiden sich durch ihren Gehalt an verschiedenen Fettsäuren. Es gibt verschiedene Familien von Fettsäuren, wobei das Unterscheidungskriterium der Sättigunggrad der Kohlenstoffkette des Fettsäuremoleküls bzw. die Anzahl der Doppelbindungen ist. Fettsäuren *ohne Doppelbindungen* werden als **gesättigte Fettsäuren** bezeichnet. Fettsäuren mit *einer* Doppelbindung werden als **einfach ungesättigte Fettsäuren** bezeichnet. Fettsäuren mit *mehreren* Doppelbindungen werden als mehrfach **ungesättigte Fettsäuren** bezeichnet. Einige Familien von mehrfach ungesättigten **Fettsäuren** dienen primär nicht der Energiegewinnung durch Oxidation, sondern als unverzichtbare Ausgangssubstanz für die körpereigene Biosynthese lebenswichtiger Bestandteile des Organismus, so z.B. der Membranen aller Zellen oder wichtiger Gewebshormone und Mediatorsubstanzen (Prostaglandine, Eicosanoide).

Die gesättigten Fettsäuren

Die gesättigten Fettsäuren (z.B. Palmitinsäure, Stearinsäure) sind vor allem in Fleisch aus Massentierhaltung und in tierischen Fetten enthalten. Mit den gesättigten Fettsäuren wird dem Körper zusätzlich noch Cholesterin als tierisches Produkt zugeführt, worauf der menschliche Organismus allerdings nicht angewiesen ist, da er sein eigenes Cholesterin herstellen kann. Fette mit einem vorwiegenden Anteil von gesättigten Fettsäuren sind bei Raumtemperatur von fester oder sogar harter Konsistenz. Es gibt auch pflanzliche Fette mit gesättigten Fettsäuren, wie z.B. Kokosfett oder Palmkernfett. Pflanzliche Fette enthalten kein Cholesterin.

Mit der in Mitteleuropa und den USA täglich verzehrten Nahrung werden zu viele gesättigte Fettsäuren (und gewiß auch zu viel Linolsäure und Arachidonsäure aus der Familie der ungesättigten Omega-6-Fettsäuren) aufgenommen. Die Menge der täglich aufgenommenen gesättigten Fettsäuren steht offenbar in Zusammenhang mit Arteriosklerose, Herzinfarkt, Hirnschlag, Allergien, chronisch-entzündlichen Erkrankungen und Bösartigen Tumoren. In Ländern mit traditionell geringerem Verzehr von gesättigten Fettsäuren, wie z.B. in Japan und in den Mittelmeerländern, treten diese Erkrankungen wesentlich weniger häufig auf. Hinzu kommt, daß mit dem Verzehr von Lebensmitteln, welche vorwiegend gesättigte Fettsäuren enthalten, zwangsweise noch zahlreiche Pro-Oxidantien und Carcinogene aufgenommen werden, welche in dem betreffenden Lebensmittel entweder schon vor der Zubereitung enthalten sind (z.B. die im Rahmen der Massentierhaltung eingesetzten Hormone, Pestizide, Fungizide, Antibiotika, Insektizide usw.), oder aber bei Zubereitung hinzugefügt werden oder entstehen. So werden z.B. bei der Herstellung von gepökelten und geräucherten Lebensmitteln, wie z.B. Wurstwaren, Räucherfisch, Räucherkäse, das krebserregende Nitrit und krebserregende Inhaltsstoffe des Rauches, z.B. Benzpyren und PAK, hinzugefügt. Bei zu starkem Erhitzen, Braten, Grillen usw. entstehen durch Verschwelungsprozesse krebserregende Produkte unvollständiger Verbrennung, wie z.B. Acrolein, Benzpyren, PAK. Mit Fleisch und Fisch aus Massentierhaltung werden somit gesättigte Fettsäuren und Giftstoffe in relevanten Mengen in den menschlichen Organismus eingeführt. Die Giftstoffe sind im allgemeinen Speichergifte, d.h. sie werden im Körper gespeichert und sind nicht ausscheidungsfähig. Oftmals sind die zugeführten Giftstoffe lediglich Vorstufen, welche erst durch die Verstoffwechselung im menschlichen Organismus zu den gefährlichen eigentlichen Giften umgebaut werden — wenn dieser fatale chemische Umwandlungsprozeß nicht durch hochdosierte Antioxidantien und andere protektive Substanzen unterbrochen wird.

Quellen für gesättigte Fettsäuren: Fleisch und Süßwasserfisch aus Massentierhaltung; Milch und Milchprodukte; tierische Fette wie z.B. Butterschmalz, Schweineschmalz, Gänseschmalz, pflanzliche Fette, wie z.B. Erdnußöl, Kakaobutter, Kokosfett, Palmöl.

Die ungesättigten Fettsäuren

Ungesättigte Fettsäuren sind Fettsäuren mit Doppelbindungen zwischen den Kohlenstoffatomen des Fettsäuremoleküls. Wenn nur *eine* solche Doppelbindung vorhanden ist, spricht man von „**einfach ungesättigten Fettsäuren**“ (**MUFAs, „mono-unsaturated fatty acids**“). Wenn *mehrere* Doppelbindungen vorhanden sind, spricht man von **mehrfach ungesättigten Fettsäuren** (**PUFAs**, „**poly-unsaturated fatty acids**“). Die große Gruppe der mehrfach ungesättigten Fettsäuren wird üblicherweise noch in die beiden großen Familien der **Omega-6-Fettsäuren** und der **Omega-3-Fettsäuren** unterteilt. Weniger gebräuchlich ist die von den Autoren vorgebrachte Einteilung in **zweifach, dreifach und mehr als dreifach ungesättigte Fettsäuren**, welche vor allem im Hinblick auf die Zufuhr der entsprechenden Fettsäuren bei Allergien, chronisch-entzündlichen Erkrankungen und Bösartigen Tumoren bedeutsam ist. Auf diese neuere Einteilung wird weiter unten noch näher eingegangen werden.

Die einfach ungesättigten Fettsäuren

Einfach ungesättigte Fettsäuren sind Fettsäuren mit nur *einer* Doppelbindung zwischen den Kohlenstoffatomen des Fettsäuremoleküls. Der Prototyp der einfach ungesättigten Fettsäuren ist die *Ölsäure*, welche in großer Menge im Olivenöl (sowohl im raffinierten als auch im nicht-raffinierten), aber auch in anderen Fetten und Ölen sowohl tierischer als auch pflanzlicher Herkunft vorkommt. Einfach ungesättigte Fettsäuren kommen in nennenswerten Mengen auch in solchen Lebensmitteln vor, welche ansonsten vor allem die gesundheitsschädlichen gesättigten Fettsäuren enthalten, also z.B. in Fleisch aus Massentierhaltung, Butter, Gänsefett, Schweineschmalz, Erdnußöl, Kakaobutter, Palmkernfett, Palmöl, Rüböl. Ein hoher Anteil von einfach ungesättigten Fettsäuren in der Nahrung ohne gleichzeitige obligatorische Zufuhr größerer Mengen gesättigter Fettsäuren schützt offenbar vor Arteriosklerose, Herzinfarkt, Hirnschlag, Allergien, chronisch-entzündlichen Erkrankungen und Krebserkrankungen. Vergleichende Studien über das Auftreten dieser

Erkrankungen in den Mittelmeerländern haben diese Schutzwirkung des Olivenöls, welches vorwiegend eine einfach ungesättigte Fettsäure, die Ölsäure, enthält, plausibel erscheinen lassen. Erkrankungen wie z.B. Herzinfarkt und Krebs sind in den Ländern ohne nennenswerten Verbrauch an Olivenöl und großem Verbrauch gesättigter Fette wesentlich häufiger. Das **native, kalt gepreßte, nicht-raffinierte Olivenöl** - und nur dieses!- enthält freilich neben der einfach ungesättigten Ölsäure noch zahlreiche andere Substanzen, wie z.B. ätherische Öle (Terpene) und natürliche, hochpotente Antioxidantien, welche zunächst dem Ölbaum selbst das Überleben unter mediterranen Bedingungen (Sonneneinstrahlung!) ermöglichen. Die hilfreichen und heilenden Wirkungen des nativen Olivenöles lassen sich also nicht allein auf die Ölsäure zurückführen.

Die Trans-Fettsäuren

Die Bezeichnung „trans" zur Charakterisierung dieser Fettsäuren bedeutet, daß das Fettsäuremolekül in einer bestimmten räumlichen Anordnung strukturiert ist, welche als sog. trans-Konfiguration bezeichnet wird. Das Gegenteil dieser „trans-Molekülstruktur" ist die „cis-Molekülstruktur". Alle Fettsäuren im menschlichen Stoffwechsel besitzen von Natur aus eine cis-Struktur. Die trans-Fettsäuren haben im Stoffwechsel des Menschen keine natürliche Funktion; sie sind auch in der natürlichen Nahrung kaum enthalten, außer in geringer Menge als „verunreinigendes" Produkt von Bakterien in der Kuhmilch.

Die Trans-Fettsäuren entstehen, wenn mehrfach ungesättigte Fettsäuren in Pflanzenölen künstlich gehärtet bzw. hydriert werden, d.h. wenn in ihre Doppelbindungen als Charakteristicum des Nicht-Gesättigtseins Wasserstoff (hydrogenium) eingebaut wird. Meist wird als zu härtendes Pflanzenöl das preiswerte Sonnenblumenöl verwendet, welches vorwiegend die Linolsäure aus der Familie der Omega-6-Fettsäuren enthält, freilich in der cis-Konfiguration. Das Motiv für diese lebensmitteltechnische Vorgehensweise ist, aus dünnflüssigem Öl ein streichfähiges Fett von härterer Konsistenz zu gewinnen. Das Produkt dieser künstlichen Härtung durch Hydrieren sind verschiedene Margarinesorten und Fritierfette. Margarine und andere künstlich gehärtete Fette enthalten in großen Mengen die für den menschlichen Stoffwechsel fremdartigen einfach ungesättigten Trans-Fettsäuren und die „Restbestände" an den ursprünglichen Fettsäuren der verwendeten Pflanzenöle, also vorwiegend Linolsäure.

Die reichliche Zufuhr von Trans-Fettsäuren mit der Nahrung (Margarine, Backfette, Fritierfette, Backwaren) wird mit dem Anstieg der Häufigkeit von Allergien, Heuschnupfen, Asthma, Neurodermitis, chronisch-entzündlichen Erkrankungen und neuerdings auch Herzinfarkt und Koronarer Herzkrankheit in kausalem Zusammenhang gebracht. Neben den gesättigten Fettsäuren stellen die künstlichen Trans-Fettsäuren offenbar das noch größere Risiko dar. Unbestreitbar bewirkt der Verzehr von Trans-Fettsäuren einen Anstieg des „bösen" LDL-Cholesterins, der Triglyceride (Neutralfette) und des Risikofaktors Lipoprotein(a), sowie eine unerwünschte Absenkung des „guten", protektiven HDL-Cholesterins. Außerdem stören sie die Verstoffwechselung der essentiellen Fettsäuren. Insofern stellen die Trans-Fettsäuren vermutlich auch einen Risikofaktor für die Entstehung von Krebs (Tumorinitiation) dar!

Wegen ihrer Bedeutung als Risikofaktor sollte der Verzehr von Trans-Fettsäuren vermieden werden. Der deutschen Schulmedizin und Ernährungsberatung fällt diese Erkenntnis besonders schwer, weil Margarine als hydriertes Produkt mit einem hohen Anteil an Trans-Fettsäuren jahrzehntelang als gesund propagiert worden ist, während die Butter mit ihrem geringen Anteil an Trans-Fettsäuren verteufelt wurde. Die Lebensmittelindustrie müßte gezwungen werden, den Gehalt aller Produkte an Trans-Fettsäuren zu deklarieren und auf die gesundheitlichen Risiken des Verzehrs von Trans-Fettsäuren warnend hinzuweisen.

Die mehrfach ungesättigten Fettsäuren

Mehrfach ungesättigte Fettsäuren sind Fettsäuren mit zwei, drei oder mehreren Doppelbindungen im Fettsäuremolekül. Üblicherweise werden die mehrfach ungesättigten Fettsäuren in die beiden großen Familien der **Omega-6-Fettsäuren** und der **Omega-3-Fettsäuren** eingeteilt. Diese Einteilung ist sicherlich wichtig. Bedeutsamer erscheint den Autoren jedoch die *zusätzliche Unterteilung dieser beiden Fettsäurefamilien* in **zweifach, dreifach und mehr als dreifach ungesättigte Fettsäuren**. Der Grund hierfür ist in der immensen gesundheitlichen Bedeutung jeweils derjenigen Fettsäuren mit möglichst vielen Doppelbindungen in beiden Fettsäurenfamilien zu sehen (langkettige Fettsäuren). Mehr als dreifach ungesättigte Fettsäuren (z.B. **DHA** und **EPA** im **Fischöl**) sind Mangelware im menschlichen Stoffwechsel, weil der menschliche Organismus sie nicht oder nur in ungenügender Menge selbst herstellen kann und die Zufuhr mit der Nahrung unzureichend ist. In *beiden* Familien von Fettsäuren, also sowohl bei den **Omega-6-Fettsäuren** als auch bei den **Omega-3-Fettsäuren**, sind die *dreifach ungesättigten* Fettsäuren (z.B. *Alpha-Linolensäure* als Omega-3-Fettsäure, *Gamma-Linolensäure* als Omega-6-Fettsäure) bedeutsamer als die *zweifach ungesättigten* Fettsäuren (z.B. die *Linolsäure*). Und die *mehr als dreifach ungesättigten Fettsäuren* aus der Omega-3-Fettsäure-Familie schließlich, die **DHA (Docosa-hexaensäure)** und die **EPA (Eicosa-pentaensäure)**, sind unbestreitbar — seit der Vergabe des Nobelpreises 1982 an die Erforscher des Stoffwechsels dieser Fettsäuren aus der Welt der Algen und Meeresfische — von konkurrenzloser Bedeutung für den menschlichen Organismus, insbesondere für den Schutz vor Herz-Kreislauferkrankungen, Allergien, chronisch-entzündlichen Erkrankungen und Krebserkrankungen.

Die Omega-6-Fettsäuren

Die Omega-6-Fettsäuren sind mehrfach ungesättigte Fettsäuren, bei denen die erste Doppelbindung am sechsten Kohlenstoffatom liegt. Diese

Lage der Doppelbindung am sechsten Kohlenstoffatom ist der entscheidende Unterschied zu den Omega-3-Fettsäuren, bei denen die erste Doppelbindung bereits am dritten Kohlenstoffatom liegt. Die Omega-3-Fettsäuren haben deshalb stets eine „ungesättigte“ Doppelbindung mehr als die jeweils vergleichbare Omega-6-Fettsäure mit gleicher Kettenlänge. Zur Familie der Omega-6-Fettsäuren gehören die **Linolsäure**, die **Gamma-Linolensäure (GLA)** und die **Arachidonsäure**.
Der Stoffwechsel der Omega-6-Fettsäuren im menschlichen Organismus mündet gemeinsam mit den Omega-3-Fettsäuren (mit denen sie allerdings in Konkurrenz stehen, was die Weiterverarbeitung in Enzymsystemen betrifft) in den Stoffwechsel bestimmter Gewebshormone und Mediatorsubstanzen ein, welche mit dem Oberbegriff „**Eicosanoide**“ bezeichnet werden. Als **Eicosanoide** werden mehrfach ungesättigte Fettsäuren mit 20 Kohlenstoffatomen bezeichnet; sie sind dreifach, vierfach oder fünffach ungesättigt. Zur Familie der Eicosanoide gehören drei Stoffklassen, nämlich die **Prostaglandine**, **Thromboxane** und **Leukotriene**, welche jeweils in verschiedenen Serien mit höchst verschiedenen Wirkungen hinsichtlich der Kriterien „Gefäßerweiterung - Gefäßverengung“, „Gerinnungshemmung - Gerinnungsförderung“, „Entzündungshemmung oder Entzündungs- förderung“ produziert werden.

Bei der Familie der Eicosanoide handelt es sich also um ein höchst komplexes System von Stoffklassen, deren Mitglieder höchst unterschiedliche und oft vollkommen gegensätzliche Wirkungen im menschlichen Stoffwechsel haben. Wegen der Konkurrenz um die zur Verfügung stehenden Enzymsysteme entscheidet das *mengenmäßige Verhältnis der Zufuhr bestimmter Omega-6-Fettsäuren (Linolsäure, Gamma-Linolensäure, Arachidonsäure) und Omega-3-Fettsäuren (Alpha-Linolensäure, DHA, EPA)* über die letztlich dann resultierende Wirkung, also z.B. Entzündungsförderung oder Entzündungshemmung. Die Kenntnis dieses Sachverhaltes ist wichtig für das Verständnis dafür, warum zur Verhinderung oder Behandlung bestimmter Erkrankungen (Allergien, chronisch-entzündliche Erkrankungen, Autoimmunerkrankungen, Bösartige Tumore, Herz- und Gefäßerkrankungen) jeweils bestimmte Kombinationen fetter Öle mit verschiedenen Anteilen an Omega-6-Fettsäuren und Omega-3-Fettsäuren verzehrt werden müssen, also z.B. Schwarzes Johannisbeersamenöl, Borretschsamenöl, Nachtkerzensamenöl, Schwarzkümmelöl und Fischöl (Lachsöl oder Öl vom Hochseefisch) in bestimmter Kombination.

Die Linolsäure

Die **Linolsäure** ist die biochemische Muttersubstanz in der Familie der Omega-6-Fettsäuren; sie ist nur zweifach ungesättigt, enthält also nur zwei Doppelbindungen. Im pflanzlichen und im tierischen Stoffwechsel ist die Linolsäure die Muttersubstanz für die Produktion weiterer Mitglieder der Omega-6-Fettsäure-Familie mit längeren Kohlenstoffketten und zusätzlichen Doppelbindungen. Bei bestimmten *Pflanzen* funktioniert dieser Syntheseweg aufgrund der hervorragenden Enzymaustattung gut; die Samen solcher Pflanzen enthalten dann in ihrem fetten Öl hohe Anteile nicht nur der Linolsäure, sondern auch der **Gamma-Linolensäure** - z.B. das Nachtkerzensamenöl, das Schwarze Johannisbeersamenöl und das Borretschsamenöl. Im *tierischen Stoffwechsel* wird aus der Linolsäure häufig die vierfach ungesättigte **Arachidonsäure** (**Eicosatetraensäure**) hergestellt. Das Fleisch und Fett vieler Schlachttiere enthält deshalb relativ hohe Anteile von Arachidonsäure. Bei übermäßiger Zufuhr von Arachidonsäure können im menschlichen Organismus unerwünschte Gewebshormone (ungünstige Serien der Prostaglandine und Thromboxane sowie der Leukotriene) entstehen, welche Allergien (z.B. Heuschnupfen, Asthma, Neurodermitis), chronisch-entzündliche Erkrankungen (z.B. M. Crohn, Colitis ulcerosa), Autoimmunerkrankungen (z.B. Psoriasis) oder Erkrankungen wie z.B. Migräne, Prämenstruelles Syndrom und Dysmenorrhoe fördern. Im menschlichen Stoffwechsel sind die von der Linolsäure ausgehenden Synthesewege grundsätzlich möglich, wegen der schlechten Ausstattung mit den entsprechenden Enzymen bei vielen Menschen und der Anfälligkeit dieser Enzyme gegenüber Umweltgiften, insbesondere bei Allergikern, nur unzureichend möglich. Insbesondere die Bildung von **Gamma-**

Linolensäure aus der mit der Nahrung zugeführten **Linolsäure** ist beim Menschen häufig blockiert, während die **Arachidonsäure** mit ihren negativen Auswirkungen auf Allergien und Entzündungen (die „böse Arachidonsäurekaskade“) sich dann anhäuft.

Die herkömmliche Ernährungswissenschaft hatte bis zur neuerlichen Revidierung dieses Dogmas fast sieben Jahrzehnte lang die **Linolsäure** zur einzigen wirklichen „**essentiellen Fettsäure**“ erklärt. Entsprechend dieser nunmehr veralteten Lehrmeinung mußte die Linolsäure dem menschlichen Organismus mit der Nahrung zugeführt werden, weil der menschliche Organismus die zweifach ungesättigte Linolsäure nicht aus anderen, gesättigten oder einfach ungesättigten Fettsäuren herstellen kann. Dies ist zwar wissenschaftlich korrekt, aber nur die halbe Wahrheit. Die *zweifach ungesättigte* **Linolsäure** ist nach neueren Erkenntnissen nämlich *nicht die einzige „essentielle Fettsäure“*, welche mit der Nahrung zugeführt werden muß, weil sie im menschlichen Organismus nicht selbst hergestellt werden kann. Auch die *dreifach ungesättigte* **Alpha-Linolensäure**, die Muttersubstanz der Omega-3-Fettsäuren, kann im menschlichen Stoffwechsel nicht aus anderen zugeführten Fettsäuren, auch nicht aus der Linolsäure oder der Gamma-Linolensäure, hergestellt werden. Die **Alpha-Linolensäure** (z.B. im fetten Öl der **Schwarzen Johannisbeersamen** enthalten) muß deshalb mit der Nahrung zugeführt werden, ist also beim Menschen „**essentiell**“. Die herkömmliche Ernährungslehre hatte jedoch bis vor kurzem noch die Alpha-Linolensäure und die übrigen Omega-3-Fettsäuren „vergessen“ und einseitig die angeblich gesunden Omega-6-Fettsäuren einschließlich der „bösen“ Arachidonsäure als notwendigen Nahrungsbestandteil propagiert. Den Allergikern und Neurodermitikern hat dieser Ratschlag wohl eher geschadet; genützt hat die einseitige Propagierung der Omega-6-Fettsäuren eher der Margarineindustrie. Erst 15 Jahre nach der Verleihung des Nobelpreises für die Erforschung der Omega-3-Fettsäuren und der Eicosanoide (im Jahre 1982) begann sich auch die offizielle Ernährungslehre für die Omega-3-Fettsäuren zu interessieren.

Quellen für Linolsäure: Linolsäure ist in geringeren Mengen (bis zu höchstens 3 Gramm pro 100 Gramm Fett bzw. Öl) in der **Butter** und im

Butterschmalz enthalten. Spitzenreiter hinsichtlich ihres Gehaltes an Linolsäure sind innerhalb der Gruppe der tierischen Fette das **Gänsefett** (9 Gramm Linolsäure pro 100 Gramm Fett) und das **Schweineschmalz**. Bei den *pflanzlichen Speiseölen* variiert der Gehalt an Linolsäure naturgemäß je nach Standort der Pflanze. Am reichsten an Linolsäure bei einem Linolsäuregehalt von 40 - 60 % des fetten Öles sind **Kürbiskernöl**, **Maiskeimöl**, **Distelöl**, **Sesamöl**, **Sojaöl**, **Sonnenblumenöl**, **Traubenkernöl**, **Walnußöl** und **Weizenkeimöl** sowie **Diätmargarine**. Bei den zur *Nahrungsergänzung* verwendeten Samenölen haben das **Schwarzkümmelsamenöl**, das **Nachtkerzensamenöl**, das **Schwarze Johannisbeersamenöl** und das **Borretschsamenöl** einen hohen Gehalt an Linolsäure. Das oftmals propagierte Schwarzkümmelöl enthält jedoch nahezu ausschließlich (ca. 50 %) Linolsäure und kaum Gamma-Linolensäure. Das **Olivenöl**, welches u.a. wegen seines Gehaltes an einfach ungesättigten Fettsäuren (nämlich 55% bis 83 % Ölsäure!) als herz- und gefäßprotektiv propagiert wird, enthält je nach Standort des Ölbaumes zwischen 3,5 % und 21 % Linolsäure.

Mangelzustände an Linolsäure: Im Rahmen der üblichen mitteleuropäischen und nordamerikanischen Ernährung kann es bei Gesunden nicht zu einem Mangel an Linolsäure kommen. Da auch bei übermäßiger Zufuhr von Fleisch und anderen tierischen Produkten die Zubereitung in der Regel mit Speiseölen von hohem Linolsäuregehalt erfolgt (z.B. mit Sonnenblumenöl gebratenes Fleisch), kann eher von einer *übermäßigen Zufuhr von Linolsäure* bei gleichzeitiger Unterversorgung mit Gamma-Linolensäure und Alpha-Linolensäure sowie DHA und EPA gesprochen werden. Diese Ernährungssituation - übermäßige Zufuhr von Linolsäure bei gleichzeitigem Mangel an Gamma-Linolensäure und Alpha-Linolensäure - kann bei entsprechend disponierten Menschen (z.B. Allergikern) zur Verstärkung der Symptome und Aufrechterhaltung der chronischen Entzündung führen. Möglicherweise war die „Verteufelung" der linolsäurearmen Butter und die Propagierung der linolsäurereichen Margarine während der letzten vier Jahrzehnte eine Ursache für den gewaltigen Anstieg der Erkrankungshäufigkeit hinsichtlich Allergien, Heuschnupfen, Asthma, Neurodermitis und anderen chronisch-entzündlichen Erkrankungen in Deutschland. Einen entsprechenden Anstieg dieser Erkrankungen hat es in Ländern mit hohem Verbrauch von Olivenöl und Seefisch (mediterrane Küche) nicht gegeben.

Zu einem echten **Linolsäuremangel** kommt es bei folgenden Zuständen und Erkrankungen: Unterernährung im Rahmen eines Tumorgeschehens, Fehlernährung, Hungerzustände, Diarrhoen mit sog. Fettstuhl, bestimmte Stoffwechselstörungen mit trockener, schuppiger Haut, abzehrende Erkrankungen, Erkrankungen mit gesteigertem Stoffwechselumsatz (z.B. Überfunktion der Schilddrüse) und Resorptionsstörungen bei Bösartigen Tumoren, insbesondere des Verdauungstraktes (Magen-Darm-Krebs, Pankreascarcinom).

Nahrungsergänzung mit **Linolsäure**: Falls bei oben beschriebenen Linolsäuremangelzuständen eine optimale (nicht etwa gerade noch ausreichende!) Versorgung mit Linolsäure durch geeignete Speisen nicht möglich ist, kann Linolsäure in Form abgekapselter Samenöle supplementiert werden, z.B. als **Schwarzkümmelsamenöl-Kapseln** (Linolsäuregehalt über 56%), **Borretschsamenöl-Kapseln** (Linolsäuregehalt 34,0% bis 45%, daneben noch 18,0% bis 25% Gamma-Linolensäure), **Nachtkerzensamenöl-Kapseln** (Linolsäuregehalt 73%, daneben noch ca. 9,5% Gamma-Linolensäure), **Schwarze Johannisbeersamenöl-Kapseln** (Linolsäuregehalt ca. 46%, daneben noch ca. 15,7 % GLA und ca. 13,3% Alpha-Linolensäure).

Die Gamma-Linolensäure (GLA)

Die **Gamma-Linolensäure (GLA)** ist eine dreifach ungesättigte Fettsäure aus der Familie der Omega-6-Fettsäuren, d.h. die erste Doppelbindung ist am sechsten Kohlenstoffatom der Kohlenstoffkette mit 18 C-Atomen. Die Muttersubstanz der Familie der Omega-6-Fettsäuren, die **Linolsäure**, hat bei gleich langer Kohlenstoffkette nur zwei Doppelbindungen, ist also nur zweifach ungesättigt. Im pflanzlichen, tierischen und menschlichen Organismus kann somit aus der Linolsäure die Gamma-Linolensäure dadurch hergestellt werden, daß durch ein Enzym eine weitere „ungesättigte Doppelbindung“ in die Kohlenstoffkette eingebaut wird. Dieses Enzym wird deshalb „Desaturase“ genannt („saturated“ = gesättigt). Im Gegensatz zur Linolsäure, welche im menschlichen Stoffwechsel nicht hergestellt werden kann, ist also die „berühmte“ Gamma-Linolensäure keine *essentielle* Fettsäure im strengen Sinne, auf deren Zufuhr von außen der Mensch obligatorisch angewiesen wäre. Trotzdem gibt es viele Menschen, die aufgrund einer Schwäche des Enzyms „*Desaturase*“ nicht in der Lage sind, die für den eigenen Bedarf notwendige Gamma-Linolensäure selbst herzustellen. Für diese Menschen wird die **Gamma-Linolensäure** essentiell! Die Ursache für diese *Enzymschwäche* kann angeboren sein, altersbedingt oder erworben; die Enzymsysteme des Menschen reagieren oft anfällig gegenüber Umweltgiften.

Menschen mit einer solchen Synthesestörung, welche also aufgrund einer Enzymschwäche zur Eigensynthese der Gamma-Linolensäure nicht fähig sind, leiden an einem Mangel an GLA, wenn die Gamma-Linolensäure nicht mit der Nahrung oder als Nahrungsergänzung zugeführt wird.

Die Folgen eines Mangels an Gamma-Linolensäure sind auf zwei Ebenen zu sehen: *Erstens fehlen* zusätzlich zur Gamma-Linolensäure die *Folgeprodukte*, welche normalerweise aus der GLA hergestellt werden. Die Folgeprodukte der Gamma-Linolensäure sind bestimmte Gewebshormone (Prostaglandine, Thromboxane) der sog. 1er Reihe (PGE1, PGI1, TXA1) mit günstigen anti-entzündlichen Eigenschaften. *Zweitens* entsteht aus der Linolsäure dann - wenn der Weg zur GLA verbaut ist - vermehrt die „böse“, entzündungsfördernde **Arachidonsäure (Eicosatetraensäure)**. Aus der Arachidonsäure entstehen im weiteren Verlauf („**Arachidonsäurekaskade**“) dann drei Gruppen ungünstiger Gewebshormone, nämlich 1) die entzündungsfördernden Prostaglandine der 2er Reihe (PGE2, PGI2), 2) die Thromboxane der 2er Reihe (TXA2), und 3) die entzündungsfördernden Leukotriene (LT) der 4er Reihe, also LTB4. Zum krönenden Abschluß dieser ungünstigen Entwicklung kommt dann noch ein Verdrängungseffekt der überreichlich vorhandenen „bösen“Arachidonsäure gegenüber der „freundlichen“

EPA (Eicosapentaensäure) aus der Familie der Omega-3-Fettsäuren zum Tragen: weil die Arachidonsäure mit der EPA um das gemeinsame Enzym „**Lipoxygenase**“ konkurriert, und die Arachidonsäure in der Überzahl ist, wird die EPA am Enzym „abgewiesen“, so daß die eher entzündungshemmenden Gewebshormone, nämlich die Leukotriene der 5er Reihe, nicht mehr gebildet werden. So greift die Störung im Stoffwechsel der Omega-6-Fettsäuren über auf den Stoffwechsel der Omega-3-Fettsäuren.

Die Folgen dieser Situation, welche sich aus GLA-Mangel mit konsekutivem Arachidonsäureüberschuß und Mangel an entzündungshemmenden Prostaglandinen, Thromboxanen und Leukotrienen ergeben, können zusammen mit anderen Faktoren (Erbanlagen, Ernährungsbedingungen, Toxine) zu folgenden Störungen und Erkrankungen führen: 1) Allergien, z.B. Heuschnupfen, Asthma, allergische Exantheme der Haut, Neurodermitis, Juckreiz, Urticaria, Lebensmittelallergien; 2) chronisch-entzündliche Erkrankungen und sog. Autoimmunerkrankungen, z.B. Morbus Crohn, Colitis ulcerosa, Migräne, Prämenstruelles Syndrom, Dysmenorrhoe, Mastodynie, Psoriasis, und 3) Begleitentzündungen bei Bösartigen Tumoren, welche durch Kompression von Nerven zu Schmerzsyndromen führen, 4) Arteriosklerose und entzündliche Veränderungen der Innenauskleidung der Arterien mit Bildung von sog. Schaumzellen und dem Einbau des „bösen“, oxidierten LDL-Cholesterins in die Arterienwand, 5) Herzinfarkt und Hirnschlag (Apoplex) als Folgen der Arteriosklerose, 6) periphere arterielle Verschlußkrankheit, 7) Verhärtung der Hirngefäße mit Durchblutungsstörungen des Gehirns; 8) Erhöhung des LDL-Cholesterin-Anteiles am Gesamtcholesterin.

Weitere Ursachen für einen GLA-Mangel: Neben dem oben beschriebenen Enzymdefekt gibt es noch zahlreiche weitere Ursachen für einen Mangel an Gamma-Linolensäure: Unterernährung, Magersucht, Hungerzustände, Diarrhoen mit sog. Fettstuhl, Mangel- und Fehlernährung mit mangelnder Zufuhr von Linolsäure und/oder Gamma-Linolensäure; Resorptionsstörungen bei Magen-Darm-Erkrankungen und Bösartigen Tumoren, Stoffwechselerkrankungen, gesteigerter Bedarf bei

Streß, chronischen Infektionen; nach schweren Operationen; bei, vor und nach Chemotherapie und Strahlentherapie.

Lebensmittel mit hohem GLA-Gehalt: Im Gegensatz zur Linolsäure und zur Arachidonsäure kommt die Gamma-Linolensäure nur in wenigen Lebensmitteln vor, nämlich in einigen Meeresfrüchten und in den Samenölen einiger Pflanzen. GLA ist in der menschlichen Muttermilch, nicht aber in der Kuhmilch enthalten.

Nahrungsergänzung mit Gamma-Linolensäure: Eine Supplementierung mit Gamma-Linolensäure ist nur durch die verkapselten fetten Öle aus den Samen einiger Pflanzen möglich, so z.B. mit dem Samenöl der Gemeinen Nachtkerze, Oenothera biennis (je nach Qualität 8% bis 14% GLA), mit dem Samenöl der Schwarzen Johannisbeere, Ribes nigrum (15% bis 20% GLA) und mit den Samen des Borretschs, Borago officinalis (je nach Qualität 17% bis 25% GLA).

Die Arachidonsäure

Die Arachidonsäure ist eine langkettige Fettsäure mit 20 Kohlenstoffatomen und vier Doppelbindungen; sie ist also vierfach ungesättigt. Aus der Arachidonsäure entstehen durch die Einwirkung des Enzyms „Cyclooxygenase“ verschiedene Gewebshormone, so z.B. die Prostaglandine der sog. 2er Reihe (Prostaglandine A2, B2, D2, E2 und I2), und das Thromboxan A2, und durch die Einwirkung des Enzyms Lipoxygenase die Leukotriene (LT) der sog. 4er Reihe, also auch das LTB4. Die Wirkungen dieser soeben genannten drei Gruppen von Gewebshormonen mit verschiedener Reihenbezeichnung sind sehr konträr: 1) Das aus der Arachidonsäure gebildete Prostaglandin I2 aus der 2er Reihe der Prostaglandine wirkt gefäßerweiternd und gerinnungshemmend, bewirkt also eine Vasodilatation und eine Antiaggregation bei den Thrombozyten im Blut, so daß die Durchblutung der Organe gesteigert wird. 2) Das aus der Arachidonsäure gebildete Thromboxan A2 hat eine gefäßverengende und gerinnungsfördernde Wirkung. 3) Die aus der Arachidonsäure gebildeten Leukotriene der sog. 4er Reihe (LTB4, LTC4 und LTD4)) sind stark entzündungsfördernd, insbesondere das LTB4. Die Leukotriene werden von weißen Blutkörperchen hergestellt und von diesen zum Ort der Entzündung gebracht. Bis zu einem gewissen Ausmaß ist die Wirkung des aus der Arachidonsäure gebildeten Leukotriens B4 ein sinnvoller Teil der Immunabwehr. Bei übermäßiger Produktion von LTB4 und gleichzeitigem Fehlen der Gegenspieler aus der von den Omega-3-Fettsäuren gebildeten Leukotriene der 5er Reihe resultiert insgesamt eine krankhaft gesteigerte Entzündungsreaktion, wie sie bei Allergien und chronischen Entzündungen festzustellen ist. Die Arachidonsäure ist also nicht an sich „böse“ - sie wird erst „böse“, wenn sie im Übermaß zugeführt wird, wenn sie in ihrer Konkurrenz um das gemeinsame Enzymsystem mit den Omega-3-Fettsäuren die Oberhand gewinnt, und somit keine Gegenspieler mehr hat.

Lebensmittel mit hohem Anteil an Arachidonsäure: Die Arachidonsäure ist vor allem in Fleisch, insbesondere im Kalbfleisch und im Schweinefleisch, im Schweinespeck, im Schweineschmalz, im Eigelb, im Thunfisch, und in der Kuhmilch enthalten. Auch in manchen Pflanzenölen und Margarinesorten ist Arachidonsäure enthalten. Hinsichtlich der zu erwartenden Wirkungen kommt es jedoch auf das Mengenverhältnis der zugeführten Arachidonsäure und den zugeführten Gegenspielern (GLA, Alpha-Linolensäure, DHA und EPA) an. Je geringer die Aufnahme von Arachidonsäure mit der Nahrung ist, desto wirkungsvoller können die antientzündlichen, durchblutungsfördernden und gerinnungshemmenden Gegenspieler aus der GLA (Borretschöl, Nachtkerzenöl, Schwarzes Johannisbeeröl), aus der Alpha-Linolensäure (Schwarzes Johannisbeeröl, Leinöl) und aus der EPA (Fischöl, also Lachsöl oder Öl vom Hochseefisch) tätig werden. Bei *übermäßiger Zufuhr* von Arachidonsäure bei vorwiegender Ernährung mit Fleisch und Fleischprodukten aus Massentierhaltung oder bei *übermäßiger körpereigener Bildung* von Arachidonsäure aus Linolsäure, wie z.B. bei Allergikern aufgrund eines Enzymdefektes, wird die **Arachidonsäurekaskade** in Gang gesetzt: exzessive Steigerung der Entzündung, Gefäßverengung, Bronchialverengung, Gerinnungsförderung.

Diätetische Behandlung der Arachidonsäurekaskade: Die wirkungsvollste Behandlung ist der Verzicht auf Speisen, welche einen hohen Anteil an Arachidonsäure haben. Da es letztlich auf das Mengenverhältnis zwischen der Arachidonsäure und ihren Gegenspielern ankommt, sollten die Gegenspieler vermehrt zugeführt werden, wenn auf Speisen mit Arachidonsäure nicht verzichtet werden kann. Je mehr Fleisch, Speck und Eigelb also verzehrt werden, desto mehr GLA (z.B. im Borretschöl), Alpha-Linolensäure (im Leinöl, im Schwarzen Johannisbeeröl) und insbesondere EPA (im Fischöl) müssen zugeführt werden. Mit dem Verzehr von Fleisch, Speck und Eiern geht man insbesondere eine „EPA-Schuld“ ein, d.h. kompensatorisch muß insbesondere Fischöl supplementiert werden. Wer auf Fleisch, Speck und Eier nicht verzichten will, kann zwar nicht zusätzlich noch größere Mengen von Hochseefisch essen, sollte aber vermehrt Fischöl in Kapselform zuführen.

Die Omega-3-Fettsäuren

Die Omega-3-Fettsäuren sind mehrfach ungesättigte Fettsäuren, bei denen die erste Doppelbindung am dritten Kohlenstoffatom der Kohlenstoffkette liegt. Diese Lage der Doppelbindung am dritten Kohlenstoffatom ist der entscheidende Unterschied zu den Omega-6-Fettsäuren, bei denen die erste Doppelbindung erst am sechsten Kohlenstoffatom liegt. Die Omega-3-Fettsäuren haben deshalb stets eine „ungesättigte“ Doppelbindung mehr als die jeweils vergleichbare Omega-6-Fettsäure mit gleicher Kettenlänge.

Die Alpha-Linolensäure

Zur Familie der Omega-3-Fettsäuren gehören die dreifach ungesättigte **Alpha-Linolensäure** und die mehr als dreifach ungesättigten, längerkettigen Fettsäuren, wie z.B. die **Docosahexaensäure (DHA)** und die **Eicosapentaensäure (EPA).**

Die **Alpha-Linolensäure** gilt als die „Muttersubstanz“ der Familie der Omega-3-Fettsäuren, weil sie die Ausgangsbasis für die Herstellung weiterer Omega-3-Fettsäuren in pflanzlichen, tierischen und menschlichen Organismen ist. Der menschliche Organismus ist nicht in der Lage, die Alpha-Linolensäure aus irgendwelchen Vorstufen selbst herzustellen. Das bedeutet, daß die Alpha-Linolensäure als kurzkettige Omega-3-Fettsäure „essentiell“ ist - sie muß dem Organismus von außen her zugeführt werden, hat also gleichsam „Vitamincharakter“. Alpha-Linolensäure ist in geringerer Menge in winterfesten Grünblattgemüsen enthalten sowie in Kräutern, Moosen und Farnen in kalten Lebensräumen. Den höchsten Gehalt an Alpha-Linolensäure haben die Samenkörner und die fetten Öle aus den Samenkörnern einiger Pflanzen in kalten Lebensräumen, insbesondere des Leins bzw. Flachses, des Hanfes und der Schwarzen Johannisbeere. Kaltgepreßtes Leinöl und Hanföl als Quelle reichlicher Mengen von Alpha-Linolensäure eignen sich eher zum Verzehr als Lebensmittel bzw. Speiseöl, sollten jedoch - wie alle mehrfach ungesättigten Fette - wegen der Gefahr der Radikalenbildung nicht erhitzt, allenfalls schonend erwärmt werden. Der „Spitzenreiter“ unter den Samenölen mit Alpha-Linolensäure ist das Schwarze Johannisbeeröl, welches sich in Kapselform bestens zur hochdosierten Nahrungsergänzung (Supplementierung) eignet. Einen mittleren Gehalt an Alpha-Linolensäure haben in der Reihenfolge abnehmenden Gehaltes das Walnußöl, das Weizenkeimöl, das Rüböl (Rapsöl) und das Sojaöl (unter Vorbehalt; über den wahren Gehalt bei genmanipuliertem Soja ist nichts bekannt, d.Verf.). Für ihre Verwendung als Speiseöle gilt hinsichtlich des Erhitzens das bereits Gesagte.

Die langkettigen Omega-3-Fettsäuren DHA und EPA

Die Biosynthese langkettiger Omega-3-Fettsäuren, wie sie z.B. die **Docosahexaensäure (DHA)** und die **Eicosapentaensäure (EPA)** darstellen, findet jedoch ebenso wie die Biosynthese der „Muttersubstanz“ Alpha-Linolensäure nahezu ausschließlich in pflanzlichen Organismen in kalten Meeresgewässern, wie z.B. Algen, Seegräsern und Plankton, statt. Der tierische und menschliche Organismus ist auf die Zufuhr dieser langkettigen, mehr als dreifach ungesättigten Omega-3-Fettsäuren mit der Nahrung angewiesen. Auch die Kaltwassermeeresfische und andere tierische Lebewesen in polaren Meeresregionen sind nicht imstande, EPA und DHA selbst herzustellen; sie müssen diese langkettigen Omega-3-Fettsäuren über die Nahrungskette letztlich aus den Algen, aus den Seegräsern und dem Plankton aufnehmen, um sie anschließend in den Zellmembranen ihres Körpers zu speichern. Pflanzliche und tierische Lebewesen in polaren Meeresregionen benötigen diese langkettigen Omega-3-Fettsäuren, insbesondere DHA und EPA, wegen des tiefen Festpunktes dieser Fettsäuren. Infolge der Anreicherung dieser Fettsäuren in allen Zellmembranen bleiben die in diesen Regionen lebenden Pflanzen und Tiere vor Erstarrung geschützt, bleiben also geschmeidig. Dieser Mechanismus der Einlagerung von DHA und EPA in die Membranen der Zellen spielt auch beim Menschen eine große Rolle, insbesondere hinsichtlich der Verformbarkeit und Elastizität der Zellmembranen.

Quellen für DHA und EPA bei der menschlichen Ernährung sind zunächst die eigentlichen Produzenten, also Algen und Seegräser aus polaren Meeresgewässern, wie sie z.B. in der japanischen Algenküche (Sushi, Misosuppe) verwendet werden. Der Nahrungskette entsprechend sind Fische und andere Meerestiere, wie Krustentiere und Weichtiere, aus polaren Meeresgewässern die bedeutendste Quelle für DHA und EPA. Fische und andere Meerestiere enthalten in ihrem fetten Öl um so mehr DHA und EPA, je fetter sie sind und je kälter das Gewässer ist, in dem sie leben. Fette Fische aus dem Nordatlantik enthalten deshalb mehr DHA und EPA als Fische aus der Ostsee oder aus tropischen Gewässern. Den höchsten Gehalt an DHA und EPA haben deshalb der Hochseefisch, also Makrele, Hering, Sardine, sowie der Wildwasserlachs. Zuchtfische, wie z.B. der Zuchtlachs, enthalten weniger Omega-3-Fettsäuren, je nachdem, welche Nahrung an die Zuchtfische verfüttert wird und wie kalt das Wasser ist, in welchem die Zuchtfische aufwachsen. Beim Verzehr von Hering und Makrele im Rahmen einer Fischmahlzeit - *unter der Voraussetzung einer wirklich schonenden Zubereitung ohne zerstö-*

rerischen Angriff auf die Fettsäuren - werden pro 100 Gramm Fisch etwa 1,7 bis 2,6 Gramm DHA und EPA aufgenommen, beim Verzehr von fettarmen Seefischen, wie z.B. Kabeljau und Schellfisch, hingegen nur 0,2 bis 0,3 Gramm DHA und EPA.

Hinweise für die Zubereitung von Hochseefisch:

Merksatz 1: Es ist zu beachten, daß *alle mehrfach ungesättigten Fettsäuren*, also sowohl die Omega-6-Fettsäuren in Pflanzenölen als auch die Omega-3-Fettsäuren in Pflanzenölen wie auch im fetten Öl der Meeresfische, *keine Radikalfänger bzw. keine Antioxidantien sind.* Im Gegenteil - *sie müssen selbst vor dem Angriff durch Freie Radikale und Pro-Oxidantien geschützt werden*, damit sie nicht als Folge einer Radikalkettenreaktion selbst zum Freien Radikal werden! Dieser gefährliche Vorgang wird *Lipidperoxidation* genannt. Meeresfisch ist deshalb leicht verderblich. Zur Stabilisierung der im Fisch enthaltenen Omega-3-Fettsäuren sollten die Fische bei der Zubereitung allenfalls schonend erhitzt werden. Eine gegrillte Makrele kann wegen ihres Gehaltes an beim Grillen neu entstandenen Lipidradikalen eher als gesundheitliches Risiko betrachtet werden! Desgleichen ist das Räuchern von Fisch abzulehnen, weil die Oxidantien und Carcinogene des Rauches die Omega-3-Fettsäuren des Fisches oxidieren und die krebserregenden Substanzen des Rauches (Verschwelungsprodukte, wie z.B. Benzpyren) sich in dem betreffenden Lebensmittel anreichern. Gegrillte Räucherfische sind als das größte gesundheitliche Risiko zu betrachten!

Merksatz 2: Bei der Zubereitung von Meeresfisch im Rahmen von *starken Erhitzungsprozessen* (Braten, Schmoren, Fritieren) sind solche Speisefette und Öle, welche aufgrund ihres ungesättigten Charakters nicht stark erhitzt werden dürfen, weil sie sonst selbst oxidiert und zum Freien Radikal werden, zu vermeiden. Zu diesen Speiseölen gehören also alle Öle mit mehrfach ungesättigten Fettsäuren (z.B. Sonnenblumenöl, Distelöl, oder Weizenkeimöl als Omega-6-Öle; z.B. Walnußöl oder Leinöl als Omega-3-Öle) sowie Margarine und andere hydrierte, künstlich gehärtete Öle (z.B. Fritierfette) wegen ihres Gehaltes an sog. Trans-Fettsäuren.

Merksatz 3: Bei Zubereitungsweisen *ohne Erhitzen* können hingegen Pflanzenöle mit hohem Gehalt an mehrfach ungesättigten Fettsäuren, insbesondere an Omega-3-Fettsäuren, verwendet werden. Ein möglichst hoher Gehalt der verwendeten Speiseöle an Vitamin E ist zum Schutz der Omega-3-Fettsäuren des Fisches selbst zu empfehlen - insofern verbraucht die Makrele mehr Vitamin E als sie enthält! Vorbildlich für die Zubereitung *rohen* Fisches sind Matjesfilets und die japanischen Sushis (Fisch, Seetang, Sojaöl, Gemüse).

Merksatz 4: Beim *schonenden Erhitzen* von Fisch sind nur solche Speisefette und Speiseöle zu verwenden, welche nicht ohne weiteres selbst zum Freien Radikal werden können, also Speiseöle mit gesättigten Fettsäuren (Kokosfett, Palmkernfett) oder mit einfach ungesättigten Fettsäuren (kaltgepreßtes, nicht-raffiniertes Olivenöl). Dem kaltgepreßten, nicht-raffinierten Olivenöl ist wegen der bekannten Schutzwirkungen und des Gehaltes an Vitamin E der Vorzug zu geben. Auch andere Pflanzenöle mit hohem Vitamin-E-Gehalt, wie z.B. Weizenkeimöl, sind empfehlenswert.

Nahrungsergänzung mit DHA/EPA im Fischöl:

Die Nahrungsergänzung mit DHA/EPA in Form von Fischölkapseln ist immer dann erforderlich, wenn - aus welchen Gründen auch immer - der Verzehr entsprechend großer, schonend zubereiteter Mengen von Hochseefisch nicht möglich ist, oder wenn zur therapeutischen Anwendung bei bestimmten Erkrankungen so große Mengen an DHA und EPA notwendig sind, daß eine Zufuhr mit der Nahrung nicht möglich ist, jedenfalls nicht unter mitteleuropäischen Ernährungsbedingungen. Bei fetten Meeresfischen, wie z.B. Hering und Makrele, entsprechen (nur bei sehr schonender Zubereitung ohne Erhitzungsprozesse!) 100 Gramm Fisch etwa 1,7 bis 2,7 Gramm DHA und EPA. Bei den hierzulande üblichen

Zubereitungsarten mit großer Hitzeanwendung dürfte ein großer Teil der im Fisch enthaltenen DHA und EPA jedoch verloren gehen bzw. oxidiert werden. **Fischöl** (Lachsöl oder Öl vom Hochseefisch) enthält je nach Qualität bis zu 33% DHA und EPA, d.h. daß zwei Kapseln Fischöl zu je 500 mg bereits 0,33 Gramm DHA und EPA enthalten. Der Vorteil der Fischölkapseln gegenüber dem Verzehr von Fisch liegt jedoch darin, daß das Fischöl nicht erhitzt wird. Nur bei der Supplementierung mit hochwertigem Fischöl in Kapselform ist eine sichere und standardisierte Aufnahme größerer Mengen von DHA und EPA mit therapeutischer Zielsetzung möglich. Zur maximalen Nutzung der Wirkungen des Fischöls hinsichtlich Entzündungshemmung, Verbesserung der Fließeigenschaften des Blutes, Senkung der Blutfette und Steigerung der Immunabwehr können bis zu 9 Gramm Fischöl täglich erforderlich sein, was 18 Kapseln zu je 500 mg entspricht. Derart hohe Dosierungen von DHA und EPA können z.B. bei schweren Herz-Kreislauf-Erkrankungen, Herzinfarkt, Schlaganfall, Bluthochdruck, Allergien (z.B. Asthma bronchiale) und chronisch-entzündlichen Erkrankungen sowie Autoimmunerkrankungen (z.B. Morbus Crohn, Colitis ulcerosa, Neurodermitis, Psoriasis, Multiple Sklerose, Morbus Alzheimer, Rheuma) erforderlich werden. Die einzige wissenschaftlich zu rechtfertigende theoretische Alternative zur Einnahme von Fischölkapseln ist der regelmäßige Verzehr entsprechender, genau definierter Mengen hochwertigen rohen Fisches, wie beim japanischen Sushi. Dies dürfte in der Praxis des Alltagslebens wohl kaum möglich sein.

Die **bei Gesunden** zur **Vorbeugung** erforderlichen Mengen an Fischöl bzw. DHA/EPA hängen von den individuell vorliegenden Risikofaktoren und Ernährungsbedingungen ab; allgemein gültige Empfehlungen sind nicht möglich. Zur Deckung des minimalen Tagesbedarfs an DHA/EPA sind wenigstens 100 bis 200 mg DHA/EPA erforderlich, was bereits mit einer einzigen Kapsel hochwertigen Fischöles zu 500 mg möglich ist.

Schwangere und stillende Mütter benötigen zur optimalen Ausreifung des Gehirns des Kindes größere Mengen an DHA/EPA. Der Gehalt der

Muttermilch an DHA/EPA läßt sich durch eine entsprechende Nahrungsergänzung der stillenden Mutter steigern. Kuhmilch enthält keine DHA/EPA.

Die Wirkungen von DHA und EPA im menschlichen Organismus

Im fetten Öl von Kaltwassermeeresfischen sind einige langkettige, mehr als dreifach ungesättigte Omega-3-Fettsäuren enthalten, von denen die **Docosahexaensäure (DHA)** und die **Eicosapentaensäure (EPA)** beim gegenwärtigen Stand biochemischer Forschung am bedeutsamsten sind. DHA und EPA sind *erstens* Ausgangssubstanzen für die Biosynthese von Gewebshormonen und Mediatorsubstanzen, welche zu der Familie der „Eicosanoide" gehören. Zu dieser Familie von Eicosanoiden gehören alle Prostaglandine, Thromboxane und Leukotriene, welche in verschiedene Reihen (gleichsam „Bauserien" mit Varianten) eingeteilt werden, wobei die einzelnen Reihen dieser Substanzgruppen höchst unterschiedliche und gegensätzliche Wirkungen auf die Gerinnungseigenschaften und die Fließfähigkeit des Blutes, auf die Regulation von Gefäßerweiterung und Gefäßverengung, und auf die Hemmung oder Förderung von Entzündungen haben. Die von der EPA abstammenden Reihen von Eicosanoiden sind die "günstigen", welche die Blutgerinnung herabsetzen, die Fließeigenschaften des Blutes verbessern, die Gefahr für Gerinnselbildung verringern, die Blutgefäße sowie die glattmuskulären Bronchien erweitern und Entzündungen hemmen. Die Gegenspieler dieser "guten", von den Omega-3-Fettsäuren abstammenden Serien von Eicosanoiden sind die von der Linolsäure und der Arachidonsäure (welche Omega-6-Fettsäuren sind!) abstammenden Serien von Eicosanoiden, welche entzündungsfördernd und gerinnungsfördernd sind.

Zweitens sind DHA und EPA die Ausgangssubstanzen für die Membranen aller Zellen des Körpers; die DHA ist als langkettigste Fettsäure mit sechs Doppelbindungen Bestandteil der Zellmembranen des Gehirns und der Netzhaut des Auges. Ein Mangel an EPA und DHA in der embryonalen und frühkindlichen Entwicklung kann zu schwersten Schädigungen der Netzhaut und des Gehirns führen, wie z.B. Verzögerung der geistigen Entwicklung und Verminderung der Sehkraft. Beim Erwachsenen kann der Mangel an DHA und EPA zu schweren Funktionsstörungen des Gehirns und der Netzhaut führen.

Zu einem *Mangel* an Omega-3-Fettsäuren, insbesondere an DHA und EPA, kann es kommen, wenn mit der Nahrung zu geringe Mengen dieser Substanzen zugeführt werden oder die mit der Nahrung zugeführten Omega-3-Fettsäuren bei der Zubereitung (z.B. durch starkes Erhitzen) zerstört werden, oder wenn eine andere Gruppe von mehrfach ungesättigten Fettsäuren — nämlich der Omega-6-Fettsäuren — im Übermaß zugeführt wird. Omega-6-Fettsäuren und Omega-3-Fettsäuren konkurrieren nämlich um die „Plätze" im weiterverarbeitenden Enzymsystem (z.B. Cyclooxygenase, Lipoxygenase), d.h. sie verdrängen sich gegenseitig. Im Rahmen der Ernährungsbedingungen der westlichen Industrienationen in Mitteleuropa und den USA werden neben den gesättigten Fettsäuren und den schädlichen Trans-Fettsäuren als Kunstprodukten bei der künstlichen Härtung von Fetten zusätzlich noch die Omega-6-Fettsäuren im Übermaß zugeführt, während die Omega-3-Fettsäuren in dieser Ernährung kaum vorkommen. Die Omega-3-Fettsäuren dominieren hingegen bei der Ernährungsweise der Küstenbewohner der polaren Meere (Eskimos, Grönland, Japan) und des Mittelmeeres. Grönländische Eskimos, Japaner und die Bewohner der Mittelmeerländer haben bei traditioneller Ernährung deshalb wesentlich weniger häufig Herzinfarkt, Allergien, chronisch-entzündliche Erkrankungen und Krebserkrankungen sowie eine größere Lebenserwartung. Die Küstenbewohner der Polarmeere verzehren bei traditioneller Ernährung täglich etwa 15 Gramm Omega-3-Fettsäuren.

Der Einbau von DHA/EPA in die Zellmembranen des menschlichen Körpers

Alle Zellen des menschlichen Organismus haben eine Membran aus sog. Lipiden, also Fetten, welche die Kommunikation mit den benachbarten

Zellen reguliert. Die Omega-3-Fettsäuren DHA und EPA werden in diese Membranen eingebaut und in den Membranstrukturen gespeichert. Je mehr Omega-3-Fettsäuren in den Membranen der Zellen eingebaut sind, desto elastischer und flexibler sind die Membranen. Auch die Membranfunktionen, wie z.B. die Aufrechterhaltung der elektrischen Ladung (Ruhepotential) und die Erregbarkeit (Aktionspotential) werden durch den reichlichen Einbau von DHA und EPA verbessert. Bei den Membranen der roten Blutkörperchen (Erythrocyten) bedeutet dies, daß der vermehrte Einbau der langkettigen Omega-3-Fettsäuren zu einer besseren Verformbarkeit der Erythrocyten führt. Die einzelnen roten Blutkörperchen werden flexibler und zwängen sich noch durch sehr kleine Kapillaren oder krankhaft verengte Gefäße durch. Der Transport von Sauerstoff in die Gewebe wird so verbessert. Die Fließfähigkeit des menschlichen Blutes wird desweiteren noch dadurch verbessert, daß das Zusammenballen und die Verklumpung der Blutplättchen (Thrombocyten) gehemmt werden. Fischöl wirkt also hinsichtlich der Fließeigenschaften des Blutes blutverdünnend und „antiaggregatorisch“, also ähnlich der Acetylsalicylsäure. Patienten, welche gerinnungshemmende Medikamente einnehmen, müssen deshalb bei reichlichem Verzehr von schonend zubereitetem Meeresfisch oder hochdosierter Nahrungsergänzung mit Fischölkapseln ihre Dosis anpassen.

Gefäßerweiterung durch Fischöl

EPA und DHA führen zur verstärkten Bildung von gefäßerweiternden und auf glattmuskuläre Hohlorgane relaxierend wirkenden Serien bestimmter Gewebshormone (Prostaglandine). Fischöl wirkt deshalb blutdrucksenkend. Auch die glatte Muskulatur der Bronchien wird entspannt, so daß sich die Bronchien erweitern und der Bronchokonstriktion beim Bronchialasthma entgegengewirkt wird.

Arteriosklerose, Herzinfarkt, Hirnschlag und die Blutfette

Die Omega-3-Fettsäuren des Fischöls senken das Risiko für Herzinfarkt, Hirnschlag und Arteriosklerose. In Ländern mit hohem Fischverzehr und schonender Zubereitung, wie Japan und Grönland, sind Herzinfarkte wesentlich seltener als in den westlichen Industrienationen. Fischöl senkt das Gesamtcholesterin, das „böse" LDL-Cholesterin und die Neutralfette (Triglyceride) im Blut und hemmt offenbar die Einlagerung des LDL-Cholesterins in die Gefäßwand (Plaquebildung). Die Verminderung des Risikos für Herzinfarkt und Hirnschlag ist auch auf die Verbesserung der Fließeigenschaften des Blutes (verminderte Verklumpungsneigung der Thrombocyten, erhöhte Flexibilität der roten Blutkörperchen) und die Blutdrucksenkung zurückzuführen.

Entzündungshemmung durch die Omega-3-Fettsäuren des Fischöls

Die langkettigen Omega-3-Fettsäuren im Fischöl, DHA und EPA, führen zur verstärkten Bildung entzündungshemmender Reihen der Gewebshormone aus der Klasse der Prostaglandine, Thromboxane und Leukotriene. Sie wirken somit der Entzündungsförderung der „bösen" Arachidonsäure, einer Omega-6-Fettsäure, entgegen. Aus der Arachidonsäure werden nämlich die entzündungsfördernden Leukotriene der 4er Reihe, aus der EPA hingegen die entzündungshemmenden Leukotriene der 5er Reihe gebildet. Bei den grönländischen Eskimos treten chronisch-entzündliche und allergische Erkrankungen, wie z.B. Asthma, Rheuma und Psoriasis, offenbar aus diesem Grunde wesentlich seltener auf. Allergien und chronisch-entzündliche Erkrankungen, wie z.B. Asthma, Neurodermitis, M. Crohn, Colitis ulcerosa, Psoriasis, Arthritis, Gelenkrheuma, werden nach den jetzt vorliegenden Erfahrungen durch hochdosierte Supplementierung von Fischöl günstig beeinflußt.

Omega-3-Fettsäuren und die Verhinderung der Krebsentstehung

Für das Risiko, an einem Bösartigen Tumor zu erkranken, ist nicht nur der Anteil an gesättigten Fettsäuren in der Nahrung verantwortlich. Eine bedeutende Rolle bei der Entstehung von Krebszellen spielt offenbar das mengenmäßige Verhältnis zwischen Omega-3-Fettsäuren und Omega-6-

Fettsäuren in der Nahrung. Die Sterblichkeit an Darmkrebs ist bei den grönländischen Eskimos, bei deren Ernährung die Omega-3-Fettsäuren überwiegen, deutlich geringer als bei anderen Bevölkerungsgruppen. In allen Ländern, in welchen die beiden Omega-3-Fettsäuren „DHA" und „EPA" des Fischöles in der Nahrung einen überwiegenden Teil des gesamten Nahrungsfettes ausmachen, treten einige Arten von Bösartigen Tumoren, vor allem das Mammacarcinom, das Prostatacarcinom und Magen-Darm-Carcinome, wesentlich weniger häufig auf als in anderen Ländern, bei deren landestypischen Ernährungsweisen die gesättigten Fette (im Fleisch und in Milchprodukten aus Massentierhaltung), die durch Hydrierung künstlich gehärteten Fette (Margarine, Fritierfette) und die Linolsäure als zweifach ungesättigte Fettsäure (Sonnenblumenöl, Fritierfette) im Vordergrund stehen.

Zu den *„Omega-3-Ländern"* mit niedrigen Krebserkrankungsraten zählen Grönland und Japan unter der Bedingung traditioneller Ernährungsweise. Seit einiger Zeit zeichnet sich in Japan, vor allem in den Städten, eine neuere Entwicklung ab: die Abkehr von der traditionellen Ernährungsweise und die zunehmende Beliebtheit und Akzeptanz westlicher Ernährungsweisen mit „fast-food". Mit zunehmender Beliebtheit westlicher Ernährungsgewohnheiten steigt in Japan nunmehr die Häufigkeit des Auftretens von Brustkrebs, Prostatakrebs und Darmkrebs.
Zu den *Ländern mit einem Überwiegen der gesättigten Fette und der Linolsäure* gehören Mitteleuropa und die USA, welche eine wesentlich höhere Sterblichkeit an Krebserkrankungen zu verzeichnen haben.
In den Mittelmeerländern, insbesondere in Griechenland, Sizilien und Unteritalien, stehen bei den Nahrungsfetten unter der Bedingung traditioneller Ernährung zweifelsohne die einfach ungesättigten Fette des Olivenöles an erster Stelle; an zweiter Stelle stehen jedoch die Omega-3-Fettsäuren, welche in geringeren Anteilen auch im Olivenöl enthalten sind, und der größere Anteil von Omega-3-Fettsäuren, welcher den im traditionellen Speiseplan reichlich vorhandenen Fischen und Meeresfrüchten entstammt. Auch in diesen Ländern zeichnet sich mit der Abkehr von traditionellen Ernährungsweisen eine Zunahme der Krebssterblichkeit ab.

Omega-3-Fettsäuren im Fischöl bzw. in Meeresfischen hemmen offenbar die Krebsentwicklung, während die Omega-6-Fettsäuren, insbesondere die Arachidonsäure mit ihrem Folgeprodukt, dem Prostaglandin E2, die Entstehung von Bösartigen Tumoren fördern, wenn sie gegenüber den Omega-3-Fettsäuren im Wettstreit um Plätze im Enzymsystem („kompetitive Hemmung“) die Oberhand gewinnen. Omega-3-Fettsäuren sind also antiproliferativ, sie bremsen übermäßiges und ungeordnetes Wachstum von Zellen - ein Charakteristikum entarteter Zellen. Hinzu kommen noch günstige Auswirkungen der Omega-3-Fettsäuren auf die körpereigene Immunabwehr.

Synopsis:
Welche Speisefette und Speiseöle sind als Krebsrisiko anzusehen, und welche schützen vor Zellentartung und Entstehung von Bösartigen Tumoren?

Weit verbreitet ist die Annahme, daß allgemein zwischen der Menge der verzehrten Fette und dem Auftreten von Herz-Gefäß-Erkrankungen und Bösartigen Tumoren ein Zusammenhang bestehe; zum Schutz vor diesen Erkrankungen wird auch heute noch pauschal eine fettarme Ernährung propagiert. Diese Annahme ist beim heutigen Stand wissenschaftlicher Forschung und ärztlicher Erfahrung eindeutig widerlegt. Es kommt nämlich weniger auf die *Menge* der Nahrungsfette, als auf die *Art* der Fette an. „*Fett ist nicht gleich Fett*“ lautet die Erkenntnis hinsichtlich der Risiken für Herzinfarkt, Arteriosklerose und Krebs.

Die **Entstehung von Arteriosklerose und Herzinfarkt sowie die Krebsentstehung** werden offenbar vor allem durch die *gesättigten Fettsäuren* in tierischen Fetten aus Massentierhaltung sowie durch das Überwiegen der *Linolsäure* als Omega-6-Fettsäure gegenüber den Omega-3-Fettsäuren gefördert. Zu einem solchen ungünstigen Verhältnis zwischen den beiden Familien mehrfach ungesättigter Fettsäuren kommt es zwangsläufig bei der vorwiegenden Verwendung von Sonnenblumenöl und teilhydrierten Fritierfetten mit Trans-Fettsäuren. Hinzu kommt, daß bei allen Formen landestypischer Ernährung mit dem Überwiegen von gesättigten Fetten, von Linolsäure, von Arachidonsäure und von Trans-Fettsäuren gleichzeitig noch ein zweites Risiko hinzukommt. Dieses zweite Risiko ist die Folge der typischen Zubereitungsweise von Fleisch und tierischen Fetten: das Braten, Grillen, Fritieren und sonstige starke Erhitzen von Fleisch bis zur Bräunung mit Hilfe von Pflanzenölen, welche vorwiegend Linolsäure und Trans-Fettsäuren enthalten. Bei der Bräunung von Fleisch und beim starken Erhitzen von Ölen entstehen bekanntlich, wie bei jedem Verschwelen von organischem Material bei relativ niedrigen Verbrennungstemperaturen unter relativem Sauerstoffmangel, krebserregende Stoffe und Pro-Oxidantien, wie z.B. Polyzyklische Aromatische Kohlenwasserstoffe (PAK), Benzpyren, Acrolein und Nitrosamine. Sowohl aus epidemiologischen Untersuchungen im Vergleich der Länder und Kulturen als auch aus Fütterungsexperimenten im Tierversuch ist der Schluß zu ziehen, daß eine derartige Ernährungsweise (gesättigte Fette, Linolsäure, Arachidonsäure, Trans-Fettsäuren, prooxidative und carcinogene Verschwelungsprodukte) vor allem die Entstehung von Brustkrebs, Prostatakrebs, Pankreascarcinom und Magen-Darm-Krebs sowie von Arteriosklerose, Herzinfarkt und Hirnschlag fördert. Diese Ernährungsweise ist typisch für die westlichen Industriegesellschaften in Europa und den USA, breitet sich jedoch auch zunehmend in denjenigen Ländern aus, die sich bisher traditionell anders ernährt haben. Das Schädigungspotential der Ernährung in den westlichen Industriegesellschaften wird noch gesteigert dadurch, daß Pflanzen nur in geringem Maße verzehrt werden, obgleich diese wegen ihres Gehaltes an Antioxidantien und Bioaktiven Substanzen einen wesentlichen Schutzfaktor gegenüber den genannten Erkrankungen darstellen.

Es gibt *zwei Kulturkreise* und geographische Regionen mit traditionell andersartiger Ernährung, in denen Arteriosklerose, Herzinfarkt, Allergien, chronisch-entzündliche Erkrankungen und Bösartige Tumore wesentlich seltener vorkommen: die Küstenbewohner der polaren Meere in Grönland und Japan einerseits, und die Bewohner der nördlichen Mittelmeerküste andererseits.

Die *Küstenbewohner der polaren Meere* verzehren bei traditioneller Ernährung mit der täglichen Nahrung mindestens 15 Gramm Omega-3-Fettsäuren bzw. DHA und EPA im Rahmen des reichlichen Verzehrs von schonend zubereiteten Kaltwassermeeresfischen und Algen. Bei traditioneller japanischer Ernährungsweise kommen noch die Antioxidantien und Sekundären Pflanzenstoffe aus den Früchten, Gemüsen und Gewürzen sowie die als „Anti-Östrogen“ wirkenden Isoflavone, wie z.B. Genistein, in vergorenen Sojabohnenprodukten (Tofu, Miso) und die Alpha-Linolensäure des Sojaöles als zusätzliche Quelle von Omega-3-Fettsäuren hinzu. Die sog. Arachidonsäurekaskade mit ihren fatalen Folgen für die Entstehung von Entzündungen und Krebspromotoren spielt in dieser Ernährungskultur keine Rolle. Bei traditioneller küchentechnischer Zubereitung ist auch die Belastung mit carcinogenen Verschwelungsprodukten geringer.

Die *Bewohner der nördlichen Mittelmeerküste in Griechenland und Italien* ernähren sich traditionell vorwiegend mit nativem Olivenöl, welches vorwiegend einfach ungesättigte Fettsäuren, jedoch in geringerem Maße auch die Omega-3-Fettsäure „Alpha-Linolensäure" und überdies noch tumortoxische Terpene (Iridoide) enthält, mit Meeresfisch und Meeresfrüchten, welche DHA und EPA enthalten, mit Gemüsen und Früchten, welche Antioxidantien und Sekundäre Pflanzenstoffe enthalten, mit Knoblauch und anderen Gewürzen, welche anti-carcinogene Schutzstoffe enthalten, und mit Rotwein, welcher Antioxidantien, Anthocyane und Resveratrol als Schutzstoffe enthält. Auch bei dieser Ernährungskultur fehlt die Arachidonsäurekaskade, und die Belastung mit carcinogenen Verschwelungsprodukten ist bei traditioneller mediterraner Zubereitungsweise geringer als anderswo.

Zur Ernährung bei manifesten Krebserkrankungen, nach Krebsoperationen, bei und nach Chemotherapie und Strahlentherapie, sowie zur Krebsprophylaxe bei gesunden Risikopersonen sollten deshalb Fleisch und tierische Produkte mit ihren gesättigten Fettsäuren und den beiden Omega-6-Fettsäuren Linolsäure und Arachidonsäure, Pflanzenöle, wie z.B. Sonnenblumenöl, mit hohen Anteil an Linolsäure, künstliche gehärtete, hydrierte Fette mit ihren Trans-Fettsäuren vermieden werden. Vermieden werden sollten auch solche Zubereitungsweisen, wie Grillen, Rösten und Braten, bei denen carcinogene Verschwelungsprodukte entstehen, und solche Zubereitungsweisen, bei denen die Lebensmittel mit krebserregendem Nitritpökelsalz und Inhaltsstoffen des Rauches, einem Verschwelungsprodukt, kontaminiert werden.

Im Vordergrund einer **anti-carcinogenetischen, anti-angiogenetischen, immunmodulierenden und tumortoxischen Ernährungsweise** stehen deshalb, was die *Fette* betrifft, die *einfach ungesättigten Fettsäu-*

ren (MUFAs) im kaltgepreßten, unfiltrierten, nicht raffinierten Olivenöl aus traditioneller Produktion, desweiteren die kurzkettige Omega-3-Fettsäure *Alpha-Linolensäure* im Olivenöl aus traditioneller Produktion und in Grünblattgemüsen, sowie die langkettigen Omega-3-Fettsäuren *DHA* und *EPA* in Meeresfischen und Meeresfrüchten aus kalten Gewässern. Zu beachten ist hierbei, daß die Empfehlung von Meeresfischen und Meeresfrüchten als Quelle anti-carcinogenetischer, langkettiger Omega-3-Fettsäuren nur mit einer beachtlichen Einschränkung gilt: Weil Omega-3-Fettsäuren beim Erhitzen schnell der sog. Lipidperoxidation unter Bildung von Lipidradikalen zum Opfer fallen, sollten Meeresfische und Meeresfrüchte entweder roh verzehrt werden (Beispiele: Matjes-Filet, Sushi), oder nur schonend gedünstet werden. Scharfes Anbraten, Grillen oder Fritieren sind zwangsläufig mit der Oxidation der empfindlichen Omega-3-Fettsäuren verbunden; aus den wertvollen Schutzsubstanzen, nämlich den Omega-3-Fettsäuren, werden so gefährliche Lipidperoxidradikale! Auch das Pökeln oder Räuchern von Fisch ist aus diesem Grunde nicht zu empfehlen.

Was die *Nicht-Fette* einer optimalen Anti-Tumor-Nahrung betrifft, stehen Gemüse, Früchte und Gewürze mit ihren Antioxidantien und Sekundären Pflanzenstoffen im Vordergrund sowie der Shiitake-Pilz und andere fernöstliche Speisepilze mit tumortoxischen Inhaltsstoffen.

Im Rahmen einer Anti-Tumor-Ernährung bei manifesten Krebserkrankungen oder zur Verhinderung von Rezidiv und Metastasierung nach Operation, bei und nach Strahlentherapie und Chemotherapie, wird es im allgemeinen erforderlich sein, die anti-carcinogenetischen und tumortoxischen Schutzstoffe in einer so hohen Dosierung einzunehmen bzw. zu verzehren, daß dies mit üblichen Lebensmitteln nicht mehr möglich ist. Für diese Zielsetzungen eignen sich Nahrungsergänzungen, bei denen in Kapselform nahezu beliebig große Mengen an Fischöl (DHA und EPA), Alpha-Linolensäure (Schwarzes Johannisbeersamenöl), und an anderen Schutzstoffen dem erkrankten Organismus zugeführt werden können. In den Fällen, in denen aufgrund des derzeitigen Gesundheitszustandes oder als Folge von Operationen, Strahlen- und Chemotherapie und nicht zuletzt als Folge von Fehlernährung und Auszehrung eine optimale Zufuhr durch Verzehren nicht möglich ist, müssen diese Schutzstoffe als Infusion dem Organismus zugeführt werden, insoweit dies technisch möglich ist. Es darf prinzipiell auf keinen Schutzstoff und auf keinen denkbaren Abwehrmechanismus verzichtet werden, denn „*die Kette reißt am schwächsten Glied*“. Ebenso wie die Ursachen und die Entstehungsweise von Herzinfarkt und Krebs nicht monokausal oder eindimensional zu sehen sind, sondern multifaktoriell und mehrdimensional, ist auch die Bekämpfung eines Bösartigen Tumors multifaktoriell und mehrdimensional. Ein Symphonieorchester ist mehr als die Summe seiner Teile, mehr als die Summe einzelner Instrumente.

Literaturverzeichnis

Ammon, Hermann P.T.: Salai-Guggal-(Indischer-Weihrauch-) Gummiharz aus Boswellia serrata. Boswelliasäuren als Nicht-Redoxhemmstoffe der Leukrotrienbiosynthese, Dt. Ärztebl. 1998; 95: A-30-31 (Heft 1-2)

Ammon, Hermann P.T./Safayhi, Hasan: Pharmakologische Aspekte von Weihrauch und Boswelliasäuren, in: Pharmazeutische Zeitung 1997; 142: S. 3277-3286 (Heft 39)

Bauer, Rudolf: Chemistry, analysis and immunological investigations of Echinacea phytopharmaceuticals, in: Wagner, Hildebert (ed.): Immunomodulatory Agents from Plants, a.a.O., S. 41-88

Beyer, Hans/Walter, Wolfgang: Lehrbuch der Organischen Chemie, S. Hirzel Verlag, Stg., Lpz. 23. Aufl. 1998

Dahanukar, Sharadini A./ Thatte, Urmula M./ Rege, Nirmala N.: Immunostimulants in Ayurveda medicine, in: Wagner, Hildebert (ed.): Immunomodulatory Agents from plants a.a.O., S. 289-323

Daunderer, Max: Gifte im Alltag, Verlag C.H.Beck, München 1995

Emmendörffer, Andras C./ Wagner, Hildebert/ Lohmann-Matthes, Marie-Luise: Immunologically active polysaccharides from Echinacea purpurea plant and cell cultures, in: Wagner, Hildebert (ed.): Immunomodulatory Agents from Plants a.a.O., S. 89-104

Holm, Gabriele/ Herbert, Vera: Botanik und Drogenkunde, Dt. Apotheker Vlg., Stuttgart 6. Aufl. 1997

Journal für Orthomolekulare Medizin, Heft 4/1996: Antioxidantien, Ralf Reglin Verlag, Köln 1996

Journal für Orthomolekulare Medizin, Heft 3/1998: Antioxidativ wirksame Vitamine u. sekundäre Pflanzenstoffe, Ralf Reglin Verlag, Köln 1998

Journal für Orthomolekulare Medizin, Heft 2/97: Herz-Kreislauf-Erkrankungen, Ralf Reglin Verlag, Köln 1997

Journal für Orthomolekulare Medizin, Heft 1/97: Körpereigene Botenstoffe und Orthomelekularmedizin, Ralf Reglin Verlag, Köln 1997

Journal für Orthomolekulare Medizin, Heft 4/97: Nährstoffe und Immunsystem, Ralf Reglin Verlag, Köln 1997

Journal für Orthomolekulare Medizin, Heft 3/1997: Schwermetall-Belastungen, Ralf Reglin Verlag, Köln 1997

Kyo, Eikai/ Uda, Naoto/ Kasuga, Shigeo/ Itakura, Yoichi et al.: Garlic as an immunostimulant, in: Wagner, Hildebert(ed.): Immunomodulatory Agents from plants, a.a.O., S. 273-288

Lacaille-Dubois, Marie-Aleth: Saponins as immunoadjuvants and immunostimulants, in: Wagner, Hildebert (ed.): Immunomodulatory Agents from plants, a.a.O., S. 243-272

Lindequist, U.: Art. Lentinula, in: Blaschek, W./ Hänsel, R./Keller, K. et al. (Hrsg.): Drogen L-Z, Folgeband 3, Hager's Handbuch Springer Verlag, S. 61 – 71, 1995

Maeda, Yukiko Y./ Chihara, Goro: Lentinan and other antitumoral polysaccharides, in: Wagner, Hildebert (ed.): Immunomodulatory Agents from plants, a.a.O., S .203-221

Melchart, Dieter/ Linde, Klaus: Clinical investigations of Echinacea phytopharmaceuticals, in: Wagner, Hildebert (ed.): Immunomodulgents from Plants, a.a.O., S. 105-118

Nuhn, Peter: Naturstoffchemie, S. Hirzel Verlag, Stuttgart 1997

Ohlenschläger, Gerhard: Freie Radikale, Oxidativer Streß und Antioxidantien, Krankheitsverursachende, präventive und reparative Prinzipien in lebenden Systemen, Ralf Reglin Verlag, Köln 1995

Parnham, Michael J.: Benefit and risks of the squeezed sap of the purple coneflower (Echinacea purpurea) for long-term oral immunostimulant therapy in: Wagner, Hildebert (ed.): Immunomodulatory Agents from Plants, a.a.O., S. 199-135

Pauling, Linus: Das Vitaminprogramm, Topfit bis ins hohe Alter, Goldmann Vlg., München 1992

Pieters, Luc A.C./ Bruyne, Tess E. De/ Vlietinck, Arnold J.: Low-molecular weight compounds with complement activity, in: Wagner, Hildebert (ed.): Immunomodulatory Agents from plants, a.a.O, S. 137-160

Rathgeber, Walter/Plattner, Gerda (Mitarb.): Medizinische Psychologie u. Medizinische Soziologie, München 1979

Rathgeber, Walter: Die neue Prostata-Vorsorge, Bengelmann Verlag, München 1993

Rathgeber, Walter: Vorsicht, Krebsvorsorge! Die sieben Todsünden der gesetzlichen Krebsvorsorge, Bengelmann Verlag, München 1993

Remke, Harald: Krankheitsprävention durch Ernährung, Wiss. Vlg.-ges., Stuttgart 1998

Rimpler, Manfred/Pölzl, Michael/Li Chun Ho/Han U. Bong: Antitumoraktive Substanzen in Pilzen, in: Biol. Med. 1996; 25 (5):217-224

Rimpler, Manfred/Pölzl, Michael: Bioaktive Strukturen in fernöstlichen Pilzen, in: Biol. Med. 1997; 26 (4):146-155

Rimpler, Manfred/Pölzl, Michael: Shiitake (Lentinus edodes) - funktionelle Eigenschaften und Anwendungen, in: Biol. Med.1997; 26 (1):5-12

Samtleben, Rainer/Hajto, Tibor/Wagner, Hildebert et al.: Mistletoe lectins as immunostimulants (chemistry, pharmacology and clinic), in: Wagner, Hildebert (ed.): Immunomodulatory Agents from plants, a.a.O., S. 223-241

Sies, Helmut: Reaktive Sauerstoffspezies: Prooxidantien und Antioxidantien, in Biologie u. Medizin, Westdt. Verlag, Köln, Opladen 1993

Singer, Peter: Was sind, wie wirken Omega-3-Fettsäuren? Govi-Verlag, Ffm., 1994

Teuscher, Eberhard: Biogene Arzneimittel, Wissenschaftl. Verlagsges., Stuttgart 1997

Wagner, Hildebert: Pharmazeutische Biologie, Gustav Fischer Verlag, Stuttgart, N.Y,. 4. Aufl. 1988

Wagner, Hildebert (Hrsg.): Immunomodulatory Agents from Plants, Birkhäuser Verlag, Basel, Boston, Berlin 1999

Wagner, Hildebert/Kraus, Stefan/Jurcic, Ksenija: Search for potent immunostimulating agents from plants and other natural sources, in: Wagner, Hildebert (ed.): Immunomodulatory Agents from Plants, a.a.O., S. 1-39

Xiao, Pei-Gen/ Liu, Chang-Xiao: Immunostimulants in traditional Chinese medicine, in: Wagner, Hildebert (ed.): Immunomodulatory Agents from plants, a.a.O., S. 325-357

Yamada, Haruki/Kiyohara, Hiroaki: Complement-activating polysaccharides from medicinal herbs, in: Wagner, Hildebert (ed.): Immunomodulatory Agents from plants, a.a.O., S. 161 -202

Nachtkerzenöl 500 mg Kapseln

Formula Dr. Rathgeber

Zusammensetzung: 1 Kapsel "Nachtkerzenöl 500 mg Kapseln "Formula Dr. Rathgeber" enthält 500 mg kalt gepreßtes Nachtkerzenöl und 15,0 mg Vitamin E-Konzentrat (67 %). *Nährwerte:* Brennwert pro Kapsel 21,7 kJ / 5,2 kcal. *Fettsäurenprofil* im Nachtkerzenöl: Gamma-Linolensäure (GLA) 9,5 %, Linolsäure 73,2 %. *Anwendung:* Zur Nährstoffsupplementierung mit Gamma-Linolensäure (GLA) und/oder Linolsäure bei ernährungsbedingtem Mangel an essentiellen, mehrfach ungesättigten Omega-6-Fettsäuren. **Pharma-Zentral-Nummer 0276417**. *Ladenverkaufspreis:* 1 Dose zu 50 Kapseln DM 28.85

Schwarze Johannisbeersamenöl 500 mg Kapseln

Formula Dr. Rathgeber

Zusammensetzung: 1 Kapsel "Schwarze Johannisbeersamenöl 500 mg Kapseln "Formula Dr. Rathgeber" enthält 500 mg Schwarzes Johannisbeersamenöl (Öl von Ribes nigrum) mit 75 mg Gamma-Linolensäure (GLA) und 60 mg Alpha-Linolensäure. *Nährwerte:* Brennwert einer Kapsel 21,6 kJ / 5,1 kcal. *Fettsäurenprofil:* Linolsäure 46,3 %, Gamma-Linolensäure 15,7 % und Alpha-Linolensäure 13,3 %. *Anwendung:* Zur Nährstoffsupplementierung mit *beiden* Familien der mehrfach ungesättigten Fettsäuren, also mit Omega-6-Fettsäuren (Linolsäure, Gamma-Linolensäure) und mit Omega-3-Fettsäuren (Alpha-Linolensäure) bei ernährungsbedingtem Mangel an diesen beiden Fettsäurefamilien. **Pharma-Zentral-Nummer: 0276423** *Ladenverkaufspreis:* 1 Dose zu 50 KapselnDM 39.85

Schwarzkümmelöl 500 mg Kapseln

Formula Dr. Rathgeber

Zusammensetzung: 1 Kapsel "Schwarzkümmelöl 500 mg Kapseln "Formula Dr. Rathgeber" enthält 500 mg kalt gepreßtes Schwarzkümmelöl (Öl aus den Samen von Nigella sativa). *Nährwerte:*Brennwert pro Kapsel: 21,6 kJ / 5,1 kcal. *Fettsäurenprofil:* Linolsäure 56,8 %, Gamma-Linolensäure 0,1-1,0 %. *Anwendung:* Zur Nährstoffsupplementierung mit Linolsäure bei ernährungsbedingtem Mangel an dieser essentiellen, zweifach ungesättigten Omega-6-Fettsäure. **Pharma-Zentral-Nummer: 0276452** *Ladenverkaufspreis:* 1 Dose zu 50 Kapseln DM 24,75.

Beta-Carotin 8,6 mg Kapseln

Formula Dr. Rathgeber

Zusammensetzung: 1 Kapsel "Betacarotin 8,6 mg Kapseln "Formula Dr. Rathgeber" enthält 8,6 mg mg natürliches Beta-Carotin aus der carotinreichen Alge Dunaliella salina und 7,5 mg D-alpha-Tocopherol Konzentrat 1000 IU/g (Vitamin E), 138,8 mg Sojaöl, 6,0 mg Sojalecithin, 34,7 mg Bienenwachs. *Nährwerte:* Brennwert pro Kapsel: 9,0 kJ / 2,1 kcal. *Anwendung:* Zur Nährstoffsupplementierung mit natürlichem Beta-Carotin (Pro-Vitamin A). **Pharma-Zentral-Nummer: 0276481**. *Ladenverkaufspreis:* 1 Dose zu 120 Kapseln DM 35,80.

Gelee Royal 167 mg Kapseln

Formula Dr. Rathgeber

Zusammensetzung: 1 Kapsel "Gelee Royal 167 mg Kapseln "Formula Dr. Rathgeber" enthält 166,6 mg Gelee Royal, lyophilisiert, 3 : 1 (durch Gefriertrocknung von frischem Gelee Royal gewonnen), 326 mg Weizenkeimöl. *Fettsäurenprofil* im Weizenkeimöl: Linolsäure 57,5 %, Alpha-Linolensäure 6,0 % und 14,0 mg natürl. Vitamin E-Konzentrat (67 %). *Nährwerte:* Brennwert einer Kapsel: 20,1 kJ / 4,8 kcal. *Anwendung:* Zur Revitalisierung und Anregung des Stoffwechsels mit dem Bienenköniginfuttersaft sowie zur Nährstoffsupplementierung mit Weizenkeimöl (Linolsäure, Alpha-Linolensäure). **Pharma-Zentral-Nummer: 0276475** *Ladenverkaufspreis:* 1 Dose zu 50 Kapseln DM 34,85

Weitere Bücher der Autoren

Reihe "Orthomolekularmedizin"

Walter Rathgeber / Gerda Plattner

Anti - Aging. Strategie gegen das Altern

Die neue modifizierte Formula für das Erreichen der genetisch vorgegebenen Lebensspanne von weit über 100 Jahren

1999, pgi-Verlag München, ca. 152 S., ISBN 3-934585-02-7, DM 29,80

Walter Rathgeber / Gerda Plattner

Shiitake. Strategie gegen Krebs

Die neue modifizierte Formula zur Tumortherapie mit dem Shiitake-Pilz und anderen antitumoraktiven Naturstoffen

1999, pgi-Verlag München, ca. 128 S., Brosch., ISBN 3-934585-01-9, DM 24,80

Walter Rathgeber / Gerda Plattner

Weihrauch. Strategie gegen Allergie, Asthma und chronische Entzündungen

Die neue modifizierte Formula zur Behandlung von Allergie, Asthma und chronischen Entzündungen mit den Boswelliasäuren des Weihrauchharzes und anderen antiallergischen Naturstoffen

1999, pgi-Verlag München, ca. 120 S., Brosch., ISBN 3-934585-03-5, DM 24,80

Reihe "Kritische Patienteninformation" – Krebsvorsorge

Walter Rathgeber

Vorsicht, Krebsvorsorge!

Die sieben Todsünden der gesetzlichen Krebsvorsorge. Wie Sie sich vor den Risiken mangelhafter Untersuchungsmethoden schützen können.
1993, Bengelmann Verlag, München, 160 S., Brosch., ISBN 3-930177-00,
DM 29,80

Walter Rathgeber

Die neue Prostata-Vorsorge

Was Sie wissen sollten. Mit den neuen Supertechniken die Risiken der gesetzlichen Vorsorge vermeiden. Neue Therapien. Potenzstörungen.
1993, Bengelmann Verlag, München, 102 S., Brosch., ISBN 3-930177-01-3
DM 24,80

Wissenschaftliche Lehrbücher

Walter Rathgeber
Unter Mitarbeit von Gerda Plattner

Medizinische Psychologie und Medizinische Soziologie

Kurzgefaßtes Lehrbuch und Kommentar zum Gegenstandskatalog für das vorklinische Studium der Humanmedizin und für die Ärztliche Vorprüfung
1. Aufl. München 1979, Freytag & Müller Verlag, 469 S., vergriffen
2. Aufl. edition medizin im Verlag Chemie GmbH, Weinheim 1980,
ISBN 3-527-15042-0

Walter Rathgeber

Grundriß der medizinischen Soziologie

für Ärzte und Naturwissenschaftler
Geleitwort: Ministerialrat Dr.med. Helmut A. Paul
München 1975, 24,3 x 17,8 cm, Leinen geb., ISBN 3-934585-00-0, DM 48,00

pgi-verlag 81241 München